天津市科普重点项目

医患交流·癌症防治与康复系列丛书

中枢神经系统肿瘤
百问百答

名誉主编　李文良
主　　编　王　鹏
副 主 编　王晓光
编　　委　李　鹏　朴颖哲　佘春华
　　　　　石　倩　孙增峰　尹　强

U0324691

天 津 出 版 传 媒 集 团

天津科技翻译出版有限公司

图书在版编目(CIP)数据

中枢神经系统肿瘤百问百答 / 王鹏主编. — 天津 : 天津科技翻译出版有限公司, 2017.6

(医患交流·癌症防治与康复系列丛书)

ISBN 978-7-5433-3700-8

Ⅰ. ①中… Ⅱ. ①王… Ⅲ. ①中枢神经系统疾病–肿瘤–诊疗–问题解答 Ⅳ. ①R739.4–44

中国版本图书馆 CIP 数据核字(2017)第 112876 号

出　　版 : 天津科技翻译出版有限公司
出 版 人 : 刘 庆
地　　址 : 天津市南开区白堤路 244 号
邮政编码 : 300192
电　　话 : (022)87894896
传　　真 : (022)87895650
网　　址 : www.tsttpc.com
印　　刷 : 天津市银博印刷集团有限公司
发　　行 : 全国新华书店
版本记录 : 700×960　16 开本　10 印张　100 千字
　　　　　2017 年 6 月第 1 版　2017 年 6 月第 1 次印刷
　　　　　定价 : 25.00 元

(如发现印装问题,可与出版社调换)

丛书编委会名单

名誉主编　　王　平　李　强
名誉副主编　赵　强　刘　莉　高　明　郝继辉
　　　　　　张晓亮　黑　静　陈可欣　王长利
丛书主编　　张会来
丛书编委　　(按姓氏汉语拼音排序)
　　　　　　陈旭升　　崔云龙　　戴　东　　胡元晶
　　　　　　刘　勇　　齐立强　　宋　拯　　宋天强
　　　　　　宋玉华　　王　鹏　　王　晴　　王晟广
　　　　　　杨吉龙　　姚　欣　　于海鹏　　岳　杰
　　　　　　赵　博　　赵　军　　赵　鹏　　赵金坤
　　　　　　郑向前　　庄　严　　庄洪卿

丛 书 序

    随着我国社会经济的发展以及老龄化的加速,恶性肿瘤的发病率呈逐年上升的趋势,已成为严重威胁人民生命与健康的首要疾病。我国肿瘤防控目标是降低发病率,减少死亡率。许多研究表明,肿瘤是可以预防或改善预后的,1/3 的恶性肿瘤可以预防,1/3 通过早期发现、诊断后可以治愈,另外 1/3 通过合理有效的治疗不仅可以改善肿瘤患者的生活质量,也可以使患者的生存期得到延长。但普通公众,一方面对于肿瘤的发生、发展等一般知识缺乏了解,很多人都谈癌色变;另一方面,对肿瘤诊断、治疗的水平的提高认识不足,认为肿瘤就是绝症,因而影响了预防及治疗。因此,提高健康意识、普及肿瘤防治相关科学知识是目前医务工作者和普通公众共同面临的一项艰巨任务。

    天津医科大学肿瘤医院作为我国规模最大的肿瘤防治研究基地之一,以严谨求实的治学作风培养了一大批医学才俊。这套《医患交流·癌症防治与康复》系列丛书就是由该医院的优秀青年专家以科学研究与临床实践为依据,从普通公众关心的问题出发编写而成。对肺癌、胃癌、结直肠癌、食管癌、乳腺癌、恶性淋巴瘤,以及肝胆胰、妇科、甲状腺等常见肿瘤,从读者的角度、以问答的形式概述了各肿瘤病种的致病因素、临床表现,以及诊断、治疗、康复知识。其目的在于答疑解惑,交流经验,给予指导和建议,提高患者及公众对肿瘤防治的认识,克服恐惧,进而开展有利的预防措施,正确对待肿瘤的治疗方法,接受合理的康复措施。

本套丛书内容客观、全面,语言通俗、生动,科学性、实用性强,不失为医学科普书籍的最大创新亮点与鲜明特色。

郝希山

中国工程院院士
中国抗癌协会理事长

前　言

中枢神经系统肿瘤是危害人类身体健康的重大疾病，原发脑肿瘤包含性质迥然不同的几十种良性和恶性肿瘤。脑转移瘤已成为最常见的脑肿瘤，其发病率为原发脑肿瘤的十倍以上。

随着近年来整体肿瘤治疗水平的提高，恶性肿瘤生存期明显延长。目前神经肿瘤手术已步入微创神经外科时代，脑肿瘤围术期死亡率不足1%，生存期明显延长且绝大多数患者可以有较高的生活质量。近年来多模态手术、分子诊断、靶向治疗、免疫治疗等技术应用于临床取得了令人鼓舞的效果。国内相关神经肿瘤诊疗规范的推广，标准化治疗的概念逐渐普及，这些都极大地推动了我国神经肿瘤诊疗水平的整体提高。

目前我国的神经肿瘤临床工作仍存在很大的不足。不同医院间诊疗水平相差悬殊，多数医院仅专注于肿瘤治疗而忽视患者的心理支持和治疗，不少医生临床思维观念狭隘，诊疗工作仅仅局限在自己的亚专科领域内。"各扫门前雪"式思维的恶果就是缺乏对患者整体诊疗的掌控，懵懵懂懂的患者及家属不得不在不同医院不同科室间奔波。神经肿瘤的综合治疗需要神经影像、神经外科、神经病理科、放射治疗科、神经肿瘤内科、康复科等诸多专业密切合作，需要特别强调"全程管理"的重要性。全程管理是指从初诊到一线治疗、指导康复、预防复发争取治愈、以及复发后的再治疗、晚期患者姑息性治疗直至临终关怀，所有诊疗流程都有神经肿瘤医生全程管理，以多学科会诊平台为依托，为患者提供个性化套餐式服务，最大限度地提高诊疗效率和疗效，改善患者就医体验。

天津医科大学肿瘤医院是我国肿瘤学科的发祥地，是集医、教、研、防为一体的大型三级甲等肿瘤专科医院，是我国规模最大的肿瘤防治研究基地。脑系肿瘤科是我国肿瘤医院最早成立的神经肿瘤科，是综合手术、立体定向放射外科、化疗、靶向治疗等多种治疗手段对神经系统肿瘤患者进行全程管理的诊疗中心。本书由天津肿瘤医院脑系肿瘤科团队共同撰稿，他们都是诊疗临床工作经验丰富的医护人员。在临床工作中，他们需要反复向患者及家属进行神经肿瘤疾病的讲解，帮助他们理解病情及后续诊疗方案的利弊，指导他们的康复、随访及后续综合诊疗。本书是他们对日常工作中患者及家属的常见问题，归纳总结而成。全书共 9 章，约 10 万字，系统全面地介绍了基础神经解剖、中枢神经系统肿瘤的疾病特点、诊疗现状及相关护理康复知识。内容丰富、文字简练、深入浅出、简明实用。全书强调规范化诊疗同时关注患者心理健康，又紧密联系临床新概念、新理论、新技术，为患者及家属提供翔实准确的神经肿瘤相关知识，有重要的临床应用价值。

本书虽然在统稿中力争内容的顺序性和整体性的统一，但可能仍有不之处；同时，由于作者的学识有限，难免会有不足，衷心希望读者批评指正。

感谢那些热心的同事们对本书的出版提供了许多富有创意的思想和建设性意见，更要感谢每一位患者，他们对诊疗问题及时的反馈才是本书的精华所在。本书的编写得到天津科技翻译出版有限公司的大力支持，在此一并致以衷心的感谢。

希望此书能给各位读者提供帮助，相信书中的内容能为患者带来福音。

王 鹏

2017 年 3 月

目　录

脊柱、脊髓肿瘤

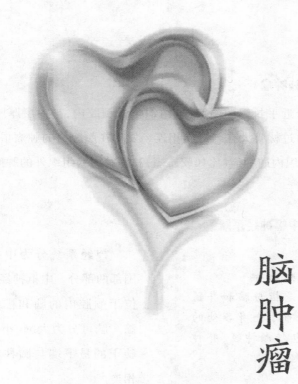

脑肿瘤

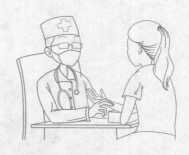

基础疑问

1 什么是脑肿瘤？

颅骨构成一个近乎封闭的颅腔，脑组织位于颅腔内，被一层厚厚的膜(硬脑膜)包裹，下方通过枕骨大孔与脊髓相连。发生在颅腔内的肿瘤俗称为脑肿瘤。一般分为脑组织内的肿瘤(比如胶质瘤)和颅腔内脑组织外的肿瘤(比如脑膜瘤和神经鞘瘤等)。

2 什么是中枢神经系统？

神经系统分为中枢部和周围部两部分。中枢神经系统包括位于颅腔内的脑和椎管内的脊髓。脑可分为大脑、小脑、脑干，脑干的最下端与圆柱状的脊髓相连。

> **温馨提示**
> 周围部是指与脑和脊髓相连接并分布于全身各处的神经成分，包括颅神经、脊神经和内脏神经。

3 颅腔里都有什么？

颅内结构有脑组织、脑脊液和血液。成人的颅腔容积为 1400~1500mL，其中脑体积为 1150~1350mL。颅内血容量变动较大，占颅内容积的 2%~11%。脑脊液量约占颅腔容积的 10%。

4 颅内容物与颅内压的关系是怎样的？

由于骨性颅腔容积固定，当某一颅内容物的体积或容积有变化时，为了保持颅腔容积与颅内容物体积之间的平衡，其他颅内容物的体积或内容物可发生减缩或置换，以维持正常的颅内压。由于脑组织的可压缩性很小，因此，主要靠脑脊液或脑血容量的减少来缓冲。这两者中，脑血容量必须保持一定的需要量以维持正常脑功能，所以除血容量外，一部分脑脊液就被排挤到颅腔外。当肿瘤、血肿等新增颅内容物体积超过颅腔容积的8%~10%时，就会出现明显的颅内压增高，并出现相应症状。

5 脑是什么样子的？

小脑幕将脑组织分隔为上方较大的大脑和下方较小的小脑。大脑呈半球形，垂直位的大脑镰将大脑分成左右两部分，称左半球和右半球，两者通过胼胝体互相连接。成人脑重男性平均为1375g，女性平均为1305g。大脑借助其表面的沟回而分为额叶、顶叶、枕叶、颞叶及岛叶。

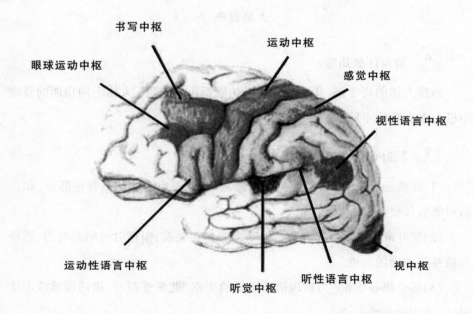

书写中枢
运动中枢
眼球运动中枢
感觉中枢
视性语言中枢
运动性语言中枢
听觉中枢
听性语言中枢
视中枢

大脑外侧

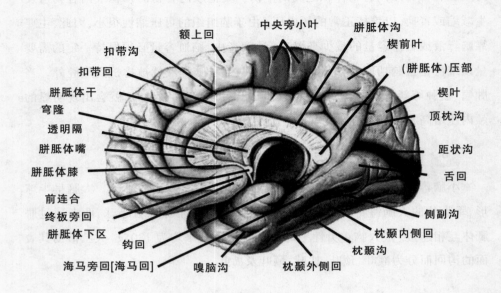

额上回　中央旁小叶　胼胝体沟　楔前叶
扣带沟　(胼胝体)压部
扣带回　楔叶
胼胝体干　顶枕沟
穹隆　距状沟
透明隔　舌回
胼胝体嘴
胼胝体膝　侧副沟
前连合　枕颞内侧回
终板旁回　枕颞沟
胼胝体下区　枕颞外侧回
钩回
海马旁回[海马回]　嗅脑沟

大脑内侧

6　脑有什么功能？

脑是人体的司令部,几乎人体所有功能都由脑管理。人体不同功能的管理中枢分布在脑的不同部位。

7　额叶有什么重要功能？

(1)皮质运动区。管理对侧半身的随意运动,但也有同侧性管理部分。损伤后对侧肢体瘫痪。

(2)额叶联合区。与智力和精神活动有密切关系,损伤时可引起智力、性格和精神等方面的改变。

(3)运动语言中枢。为管理语言运动的中枢。此区受损时,讲话困难或不能讲话,称为运动性失语。

(4)书写中枢。管理书写,受损时产生写字困难,即失写症。

8 **顶叶有什么重要功能?**

(1)皮质感觉区。为浅感觉和深感觉的中枢。损伤后对侧半身深浅感觉减退。

(2)运动中枢。为人类在劳动和生活中通过实践所建立的复杂动作或劳动技巧的皮质区,受损时手的运动虽属正常,但不能完成过去所掌握的复杂动作或操作技巧。

(3)阅读中枢和计算中枢。阅读中枢是出生后通过视觉建立的识字或词句的中枢。因此,此中枢与视觉中枢有密切的关系。

> **温馨提示**
>
> 唯有识字的人才有此中枢。受损时,表现为看到的字和句子不能理解其意义,产生无识字能力和失读症,计算能力也发生障碍。

(4)体象区。识别自己肢体的体象。此区损伤时表现为感觉不出一侧身体或某一肢体的存在,对偏瘫的肢体感觉不出或否认有偏瘫,幻想有多余的肢体存在。

9 **颞叶有什么重要功能?**

(1)听觉中枢。管理听力的中枢。一侧听觉兴奋传导到两侧颞叶听觉中枢,故一侧听觉中枢损伤不产生明显听力障碍,仅当两侧颞叶听觉中枢损害时,才出现双侧性耳聋。

(2)感觉性语言中枢。此中枢受损时,患者对听到的声音和语言无法理解其含义,就像听不懂的外语一样,无法复述别人的讲话或与人交谈。因为对自己说的话也听不懂,所以患者自己的讲话也很混乱,难以被别人理解。

(3)命名性中枢。损伤时患者对物体只能说出其用途,而说不出物体的名称。

(4)记忆区域。颞叶内侧的海马与记忆有密切关系,受损时主要表现为近记忆丧失,而远记忆保持良好,患者的智力也正常。

(5)物形视觉中枢。颞叶病变可产生小人、小马、房屋变形等复杂的物形视幻觉。

(6)嗅觉中枢。嗅觉中枢位于钩回和海马回前部,故颞叶前内侧病变出现嗅幻觉。

10 枕叶的功能有哪些?

(1)视觉中枢。管理视觉的认识和视觉的记忆。此区受损时,患者虽能看到物像,但看到的人和物体不能认识或不能记忆。

(2)视野。一侧枕叶损害,可造成双眼的对侧视野同时受损,称为同向偏盲。两侧枕叶受损,即导致两眼视力丧失。

(3)物体形状。此区损害时,患者对物体的大小、位置、颜色等理解错误,如出现物体倾斜或变形。

11 小脑的功能有哪些?

小脑与脑干、大脑和脊髓相连。小脑的主要作用是维持身体平衡,保持和调节肌张力,以及调整肌肉的协同运动。小脑病变可出现走路不稳、肢体运动不能相互协调、身体失去重心的稳定、眼球震颤、说话不流利、肌肉松弛无力等症状。小脑功能主要是影响同侧肢体。小脑有躯体各部的代表区,小脑半球是四肢的代表区,半球上半部代表上肢,下半部代表下肢,故小脑半球损害表现为同侧肢体的共济失调。

> **温馨提示**
>
> 蚓部是躯干的代表区,调节头、颈、躯干的肌肉活动。蚓部主要与脊髓和前庭器官发生联系,维持身体平衡。上蚓部受损易向前倾倒,下蚓部受损易向后倾倒。

12 什么是间脑?有什么功能?

间脑也是颅内重要脑神经组织的集中结构,它连接大脑和中脑。间脑包括丘脑上部、丘脑、丘脑下部和丘脑底部。

(1)丘脑上部位于第三脑室的后部,管理部分内脏运动及嗅反射等。

(2)丘脑是一大卵圆形核团,在功能上主要是各种感觉传向大脑皮质的中间站。

(3)丘脑下部位于丘脑的腹侧,是皮质下自主神经的中枢,管理交感神经和副交感神经的活动。具体地讲,管理体温、胃肠的蠕动、糖代谢、生殖、生长、食欲、血压、呼吸、神志等。

(4)丘脑底部为丘脑和中脑的移行区,与保持肌张力有关。

13 脑干包括哪些结构?

脑干包括中脑、脑桥及延髓。上接间脑,下续脊髓,后借小脑上、中、下脚与小脑相连接。脑干内有许多神经核和传导束,比较重要的如下。

(1)神经核:脑干内有第3~12脑神经核。其中滑车神经核、展神经核、副神经核和舌下神经核都是纯运动性的;前庭蜗神经核是纯感觉性的;动眼神经核、三叉神经核、面神经核、舌咽神经核和迷走神经核都是混合性的。

(2)感觉传导路中转核。①上丘:视觉反射中枢,其上部是眼球的垂直运动中枢;②下丘:听觉反射中枢;③红核:在功能上与保持肌张力和姿势调整有关;④黑质、中介核、脑桥核、下橄榄核及网状核,都与保持肢体肌张力和姿势调整有关。

温馨提示

1个脑神经核可与两对或多对脑神经发生联系,如疑核是舌咽神经和迷走神经共同的运动核,孤束核是面神经、舌咽神经和迷走神经共同的也是唯一的内脏核。

(3)上行传导束:有薄束、楔束、内侧丘系、脊髓丘系、脊髓小脑前束、脊髓小脑后束、三叉丘系、三叉神经脊系和外侧丘系。全身的感觉通过这些传导束传入大脑。

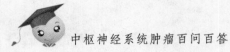

(4)下行传导束：有锥体束、皮质脑桥束、顶盖脊髓束、顶盖脑干束、红核脊髓束、内侧纵束。大脑对四肢肌肉和面部肌肉的各种指令就是通过这些传导束来完成的。

14 **什么叫脑神经？各有什么功能？**

脑神经是从大脑和脑干发出的，主要分布到头面部及一些内脏，有许多重要功能。它共有 12 对，按其顺序分类如下图所述。

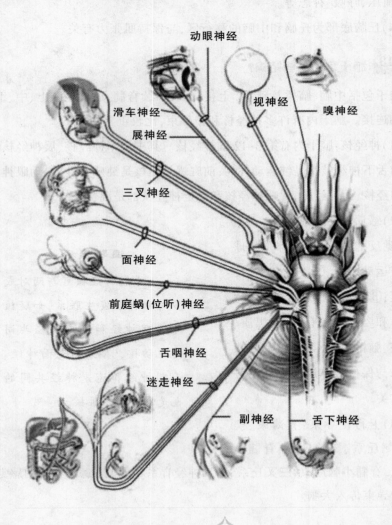

(1)嗅神经。起自鼻腔嗅黏膜,其中枢在颞叶钩回及海马回,主管嗅觉。当额叶底部发生肿瘤时,会出现嗅觉减退或消失。

(2)视神经。起源于眼球视网膜神经节细胞,视反射在四叠体和艾-魏核,视觉中枢在枕叶。视神经管理视力、视野及视反射。颅内许多部位发生肿瘤可引起视力减退和视野障碍,其中以鞍区最为常见,如垂体瘤、颅咽管瘤、脑膜瘤等。

(3)动眼神经。动眼神经核位于中脑四叠体上丘水平,从大脑脚发出,经眶上裂进入眼眶,分布于提上睑肌、上直肌、下直肌、内直肌和下斜肌。其中包含副交感纤维,起自艾-魏核,其纤维加入动眼神经,分布于睫状肌和瞳孔括约肌,管理瞳孔反射和眼球的上视、下视、内视运动,其神经受损后出现瞳孔散大、眼睑下垂、眼球不能向上、向下和向内运动,如同时有滑车神经和展神经麻痹,眼球固定完全不能运动,称全眼麻痹。常见的病变部位在海绵窦及鞍旁。

(4)滑车神经。神经核位于中脑下丘水平,其纤维从中脑背侧发出,绕中脑向腹侧行,穿海绵窦外侧壁,经眶上裂入眼眶,分布于上斜肌,管理眼球上斜运动。此神经损伤时,对眼球运动影响不大。

(5)三叉神经。三叉神经包括感觉和运动两部分。感觉纤维分布于颜面皮肤、口腔黏膜及鼻黏膜。运动纤维由脑桥发出,分布于喉肌、咀嚼肌、翼内肌和翼外肌。管理颜面部皮肤、口腔、鼻腔黏膜的感觉和咀嚼运动。

温馨提示

感觉神经损伤时,受损支相应的颜面部感觉障碍;运动支受损时,损伤侧肌肉萎缩,咀嚼无力,多见于三叉神经鞘瘤及小脑脑桥角肿瘤。

(6)展神经。神经核位于脑桥被盖部,其纤维穿过海绵窦,经眶上裂进入眼眶,分布于外展肌。此神经损伤时,临床表现为视物成双影,又称复视。

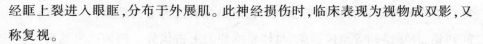

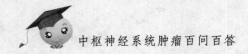

(7)面神经。为混合性神经。运动支出脑桥后进入内耳孔,由茎乳孔出颅止于面肌,管理面部的表情。味觉纤维起自舌前 2/3 的味蕾,于面神经管内加入面神经。面神经损伤时,表现为患侧额纹变浅或消失,闭眼无力或不能,鼻唇沟变浅,嘴歪向健侧。

(8)前庭蜗神经。前庭蜗神经包括两部分,一是耳蜗神经,管听觉;二是前庭神经,管机体的平衡。耳蜗神经损伤后出现耳聋,见于前庭神经鞘瘤。前庭神经受损时表现为眩晕和眼球震颤,见于脑干肿瘤或小脑肿瘤。

(9)舌咽神经。为混合神经。感觉纤维起自咽、软腭、舌后部、腭扁桃体和耳咽管黏膜,进入延髓的孤束核,管理上述区域的感觉。运动纤维由疑核发出,经颈静脉孔出颅,到达茎突咽肌,管软腭提举。

(10)迷走神经。为混合神经。内脏感觉纤维起自咽喉、气管、食管和胸腹腔脏器、血管的内脏感受器。运动纤维由延髓的疑核发出,经颈静脉孔出颅,分布于软腭和咽喉部肌肉。另一部分副交感神经纤维支配心、肺、胃、肠等脏器。临床上舌咽神经和迷走神经损害常同时发生。一侧受损时,可出现同侧软腭麻痹、咽反射消失、呛咳及声音嘶哑等。双侧损伤时,患者进食、吞咽、发音均有障碍。见于延髓或其附近部位的肿瘤。

(11)副神经。分颅内支和颅外支。颅内支止于喉肌。颅外支支配斜方肌和胸锁乳突肌。此神经损伤时,向对侧转头无力,患侧肩下垂,不能耸肩。见于枕大孔区或颅底肿瘤。

(12)舌下神经。起自延髓舌下神经核,分布于舌肌。此神经损伤时,患侧舌肌萎缩,伸舌时偏向患侧。其受损病因多为枕大孔区肿瘤。

15 大脑优势半球的概念和临床意义是什么?

脑肿瘤的患者,生长在左侧半球的肿瘤更容易出现严重的神经功能障碍,其原因在于大脑两半球功能是不对称的。人脑的功能是高度专门化的,左半球在语言和与语言有关的概念、抽象、逻辑分析能力上占优势;右半球则在空间知觉、音乐绘画等整体形象、具体思维能力上占优势。例如以视觉而言,右半球视野优势(即刺激到达左半球)是各种言语材料;左半球视野优势(即刺激到达右半球)则为点的数目和位置、深度知觉、线条斜度、面部再认和形状再认等材料。

两个半球好像是两套不同类型的信息加工系统,它们相辅相成、相互补充、相互制约、相互协作,以实现人的高度完整和准确的行为。由于许多复杂的高级功能如说话、阅读、书写、计算、左右辨认等都由左半球主管,所以称它为优势半球。

> **温馨提示**
>
> 以听觉而言,右耳优势(即刺激到达左半球)为言语材料和人声再认;左耳优势(即刺激到达右半球)为曲调、环境声音、两个咔嗒声的阈限和音高模式。

16 血液在脑内是怎样循环和调节的?

脑的重量仅占体重的 2%,供给脑的血液量占左心排出量的 15%,说明脑较其他组织或器官代谢更旺盛,需要相对更多的血液供应。脑的血液量正常为每分钟 50~55mL/100g 脑。全脑血液量每分钟约 750mL。因此,脑的大血管或静脉窦开放或手术损伤,短时间即可因失血过多造成严重的休克甚至死亡。脑的血液循环时间:血液由颈内动脉进入颅内到达静脉窦出颅腔共需 4~8 秒,平均为 6 秒。小儿的脑血液循环时间更短些。在脑肿瘤引起颅内压增高时,脑血液循环时间延长。脑的血流量受全身

> **温馨提示**
>
> 脑血管对某些体液性因素很敏感,尤其是二氧化碳、氧及 pH 值等。二氧化碳是调节脑血流量的主要生理性因素,吸入 7% 的二氧化碳可使脑血流量增加 1 倍。氧分压的影响则与之相反。

血压的影响,随脑动静脉之间的压力差而异。同时,脑本身也有内在的调节功能,使脑血流量在血压变化一定范围内保持相对的稳定。一般要在血压降至8~9.3kPa(60~70mmHg)以下时才出现脑缺血的现象。脑血管的神经调节作用较差,但颅底动脉受蛛网膜下腔出血的血块刺激,可有明显的痉挛。

pH 值的改变对脑血流量有明显的影响,酸性代谢产物的潴留,亦可使脑血管扩张。

17 颅内有哪些主要的动脉?

脑的血液供应来自颈内动脉和椎动脉两个供血系统。颈内动脉系统供应脑的前半部,而椎动脉系统供应脑的后半部,包括颞叶一部分、枕叶、小脑和脑干。颈内动脉的主要分支有大脑前动脉、大脑中动脉、后交通动脉、脉络膜前动脉和眼动脉。在颅底部,由大脑前动脉、前交通动脉、颈内动脉、后交通动脉和大脑后动脉围成一动脉环,即颅底动脉环。当一根动脉的近心端主干发生闭塞时,血液可以通过粗大的交通动脉进入闭塞血管的远端,供应整个该血管供血区,患者甚至可以不出现明显症状。颅底动脉环不同个体间发育程度有较大的差异,部分人先天性交通动脉纤细甚至缺如。

18 什么是脑室系统和脑脊液循环?

脑室系统是颅内的一组重要结构。它不断分泌脑脊液来营养、保护脑和脊髓,缓冲颅内压。脑室系统包括左右侧脑室、第三脑室和第四脑室。此外,第五脑室和第六脑室亦有一定临床意义。脑脊液主要是由侧脑室内脉络丛所产生,经室间孔到达第三脑室内,加入第三脑室脉络丛产生的脑脊液,再经中脑导水管到达第四脑室内,加入第四脑室脉络丛产生的脑脊液,又通过第四脑室的中孔和左右侧孔到达小脑延髓池和小脑脑桥脚蛛网膜下隙。此后一部分脑脊液经颅底的桥池、脚间池和视交叉池等到达大脑半球外侧裂池和脑表面蛛网膜下隙;另一部分向脊髓蛛网膜下隙循环,然后再返回颅底诸池和脑表面蛛网膜下隙。

温馨提示

脑脊液的吸收,主要是经矢状窦旁蛛网膜颗粒的绒毛吸收到上矢状窦内。一部分脑脊液可借脑表面的毛细血管回流到血循环内;也有一部分经脊髓神经根的神经周围间隙吸收。脑脊液总量为 100～160mL,其中 1/4 在脑室系统内,3/4 在脑和脊髓表面的蛛网膜下隙内。脑脊液每日产生400～500mL,6～8 小时更新 1 次。

19 脑肿瘤的病因有哪些?

脑肿瘤的发病原因和身体其他部位的肿瘤一样,目前尚不完全清楚。大量研究表明,细胞染色体上存在着癌基因加上各种后天诱因可使其发生。诱发脑肿瘤的可能因素有遗传因素、物理和化学因素以及生物因素等。近年来,移动电话等电子产品在日常生活中广泛使用,这些设备产生的电磁辐射是否能诱发脑肿瘤成为争议性话题。

20 颅内有先天性肿瘤吗?

在胚胎发育初期,有些细胞及结构随着胚胎发育逐渐退化、消失。但由于某种因素,这些细胞和结构不能退化、消失,而残留在颅内,逐渐发展成肿瘤。随着年龄的增长,肿瘤也在发展,影响到神经系统功能会出现临床症状,如颅咽管瘤、脊索瘤、皮样囊肿、上皮样囊肿及畸胎瘤等。

21 脑肿瘤和遗传有关吗?

少数类型的肿瘤有遗传性,如血管网状细胞瘤及神经纤维瘤病等。这类肿瘤可发生在几代人中,同一代人中有数人出现。

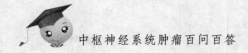

22 脑肿瘤怎么分类？

脑肿瘤按照恶性程度，分为良性肿瘤和恶性肿瘤。按照发生的时间，分为先天性肿瘤和后天获得性肿瘤。按照来源，分为原发性脑肿瘤和转移性脑肿瘤，前者来源于脑组织、脑膜、颅神经和脑垂体等颅内组织；后者是身体其他部位的肿瘤侵入或转移到颅内。

23 什么是脑肿瘤的病理分类和分级？

按照世界卫生组织 WHO 2007 年的病理分类，颅内肿瘤可以分为 7 大类型共 130 余种疾病。在临床上简单常用的分级方法：WHO Ⅰ级良性，WHO Ⅱ级 低度恶性，WHOⅢ级中度恶性，WHO Ⅳ级高度恶性。2016 年 WHO 更新了中枢神经系统肿瘤的病理分类，建立了肿瘤分子诊断的新概念，缺乏分子诊断定义为"NOS"，确定原则在应用组织学和分子基因出现诊断不一致的情况下，基因型表型胜过组织学表型。由于经济条件、

> **颅内肿瘤分类**
>
> Ⅰ级神经上皮组织起源肿瘤，Ⅱ级颅神经和脊神经根肿瘤，Ⅲ级脑膜起源肿瘤，Ⅳ级淋巴瘤和造血组织肿瘤，Ⅴ级生殖细胞起源肿瘤，Ⅵ级鞍区肿瘤，Ⅶ级转移性肿瘤。

硬件设备及医生认知水平方面存在巨大差异，在中国的各大医院普及分子病理诊断概念，建议统一严谨的标准化分子病理检测流程，可能需要相当长的时间。预计未来一段时间内，我国的神经肿瘤病理诊断可能会出现新旧版诊断共存的过渡期。

24 脑肿瘤的常见症状有哪些？

颅内肿瘤的症状归纳起来可分为颅内压增高症状和局灶症状两大类。

人的颅腔是一个相对密闭的腔，无论良、恶性颅内肿瘤，随着其体积的增

大,颅腔内压力升高所引起的症状,称为高颅压症状,最常见的是头痛、呕吐、视盘水肿。当患者出现头痛持续发作、阵发加重,甚至伴随喷射性呕吐的时候,应及时就医。有些患者因为视力变化去看医生,眼底检查发现有视盘水肿,应该高度警惕高颅压的可能。

不同部位的脑组织有不同的功能,由于特定部位的肿瘤损害造成的局灶性症状千变万化。

大脑半球不同部位的肿瘤可产生不同部位的症状和体征

- 癫痫发作:额叶肿瘤较易出现,其次为颞叶、顶叶肿瘤多见。可为全身阵挛性大发作或局限性发作。
- 精神症状:常见于额叶肿瘤,表现为痴呆和个性改变。
- 失语症:见于优势大脑半球肿瘤,可分为运动性失语(不能说话)、感觉性失语(听不懂别人说话)、命名性失语(没法说出物品的名称)和混合性失语等。
- 运动障碍:表现为肿瘤对侧肢体或肌力减弱或呈上运动神经元完全性瘫痪。
- 感觉障碍:为顶叶的常见症状,表现为两点辨别觉、实体觉及对侧肢体的位置觉障碍。
- 视野损害:枕叶及颞叶深部肿瘤因累及视辐射,从而引起对侧同象限性视野缺损或对侧同向性偏盲。

鞍区肿瘤的临床表现

- 鞍区肿瘤早期就出现内分泌紊乱及视力、视野改变。
- 眼底检查可显示原发性视神经萎缩。
- 内分泌紊乱:泌乳素(PRL)分泌过多,女性以停经、泌乳和不育为主要表现,男性则出现性功能减退。生长激素(GH)分泌过高,儿童表现为巨人症,成人表现为肢端肥大症。促肾上腺皮质激素(ACTH)分泌过多可导致库欣(Cushing)综合征。

松果体区肿瘤的临床表现:由于肿瘤位于中脑导水管附近,易引起脑脊液循环障碍,故颅内压增高出现早。肿瘤向周围扩张压迫四叠体、中脑、小脑及丘脑,从而出现相应局灶性体征,如眼球上视困难等。松果体肿瘤发生在儿童期可出现性早熟现象。

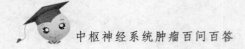

颅后窝肿瘤的临床表现

- 小脑蚓部肿瘤：步态不稳，行走不能，站立时向后倾倒。肿瘤易阻塞第四脑室，早期即出现脑积水及颅内压增高表现。
- 小脑半球肿瘤：患侧肢体协调动作障碍，爆破性语言，眼球震颤，同侧肌张力减低，腱反射迟钝，易向患侧倾倒等。
- 脑桥小脑角肿瘤：眩晕、患侧耳鸣及进行性听力减退。患侧三叉神经、面神经麻痹症状及眼球震颤等小脑体征。累及后组颅神经出现声音嘶哑、饮水呛咳、转颈耸肩乏力等症状。

25 癫痫发作时家属应该注意什么？

(1)癫痫发作时，注意患者安全，防止摔倒，注意保护头部及四肢，迅速将衣领、裤带等松开，以利于呼吸道通畅。

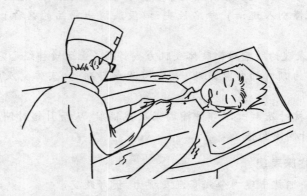

(2)发作时由于肢体和全身肌肉剧烈抽动，此时，家属不要用力地压迫抽动的肢体，应保护患者至清醒。

(3)发作后应再观察 30~60 分钟，注意有无兴奋、躁动，以防再次发作。

(4)建立癫痫发作记录本，记录发病与治疗的内容。详细记录何日何时发病、历时多久、24 小时发作几次、何日何时开始吃药、患者反应如何、每日口服总量、分几次服等，以便告知医生。

26 哪些疾病容易与脑肿瘤混淆？

脑肿瘤应当与以下六种常见而又容易混淆的疾病相鉴别。

（1）脑血管病：若肿瘤恶性程度高，生长迅速，肿瘤卒中、坏死或囊性变，可呈脑卒中样发病。鉴别诊断主要依靠高血压病史，起病前无神经系统症状，发病常有明显诱因。CT 扫描可鉴别肿瘤卒中与高血压脑出血。肿瘤卒中除有高密度血肿外，尚有可被造影剂增强的肿瘤阴影。

（2）慢性硬膜下血肿：多见于老年人，由于头外伤轻微且时日较远，易被忽略或遗忘。临床表现以亚急性或慢性颅内压增高为主要特征，并逐渐加重，少数可有局灶症状。

> **温馨提示**
>
> 诊断需结合年龄、头外伤史及头颅 CT 扫描确定。

（3）脑脓肿：体内常有各种原发感染灶，如耳源性、鼻源性或外伤性感染灶。小儿常患有先天性心脏病。脑脓肿起病时发热，并有脑膜刺激征阳性。周围血象呈现白细胞增多。CT 图像显示典型环状增强的脓肿灶，呈单个或多发。

（4）脑结核瘤：肺或身体其他部位的结核病灶有助于诊断。常为单发性，中心有干酪样坏死，CT 显示为高密度圆形或卵圆形病变，中心为低密度，有时与脑肿瘤鉴别诊断十分困难。

（5）良性颅内压增高：亦称假性脑肿瘤。颅内压增高、视神经盘水肿，但神经系统无其他阳性体征。主要病因可能为颅内静脉系统阻塞、脑脊液分泌过多、神经系统中毒、过敏反应或内分泌失调等。

（6）脑寄生虫病：近年来随着卫生条件的改善而逐渐罕见。诊断主要依据疫区生活史、病史及检查证实有寄生虫感染，嗜酸性粒细胞增多，脑脊液补体结合试验阳性等。CT 及磁共振检查可提供有价值的影像学诊断。

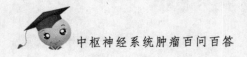
诊断疑问

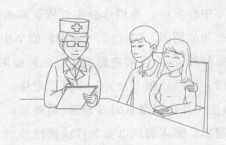

27 诊断脑肿瘤需要做哪些影像学检查？

影像学检查最常用的是头颅 CT 和 MRI。CT 也称 X 线计算机体层扫描，分为平扫和增强扫描，也可以进行脑血管成像（CTA）。CT 对神经系统疾病的诊断敏感性和特异性不如磁共振，优点是简便快捷，能够清晰显示骨性结构和颅内出血。目前主要用于体检、颅脑外伤和脑血管疾病的诊断。在脑肿瘤手术后进行检查也是十分必要的，主要是用于探查手术的急性并发症，如出血、梗死、脑肿胀或张力性气颅，初步评价手术切除的范围。MRI 分为平扫和增强扫描，为脑肿瘤的常规检查。近些年来，磁共振技术除了传统的检查序列以外，还出现了 MRA（显示脑血管）、脑灌注成像和弥散张力成像以及 MRS（磁共振波谱分析）技术等。

PET-CT 的最大优点

PET-CT 将 PET 与 CT 融为一体，二次显像可获得全身的断层图像，还可评估病变功能与代谢状况，在脑转移瘤的诊断中价值较高。

MRS 是利用磁共振进行一种无创伤性研究活体器官组织代谢、生化变化及化合物定量分析的方法，对于鉴别胶质瘤复发与放射性坏死以及恶性肿瘤与炎症方面具有一定的临床意义。MRS 需要相应的系统软件，通常只在较大的医疗中心进行。PET-CT 也称正电子发射计算机体层扫描，通过应用放射性同位素来判断病变的代谢情况,对于判断肿瘤的良恶性、判断肿瘤的残留情况以及鉴别肿瘤复发和放射性坏死具有一定的意义。

28 MRI 检查注意事项有哪些?

(1)不要穿着带有金属物质的衣物,金属物品如眼镜、首饰、硬币、钥匙、手机、手表等不可带入。轮椅、病床等金属物严禁进入磁共振室。

(2)通常认为心脏起搏器、心脏人工瓣膜、电子耳蜗、铁磁性的动脉瘤夹、体内电极导线及带有脊柱固定物、假肢、义齿、义眼、钢板、螺钉、节育环等各种金属植入物或体内残留各种金属异物者禁止做此项检查。

温馨提示

由于医学植入物种类繁多,部分金属植入物如钛合金材质也可行磁共振检查,这些产品的说明书上有详细的说明,建议患者详细咨询前次医学植入物治疗的医生,明确该植入物是否可以行 MRI 检查,及对磁场强度的要求,并出具书面说明。

(3)增强检查的患者需要空腹,尽量避免造影剂过敏引起的呕吐造成窒息或误吸。绝大部分的过敏反应均在检查后 30 分钟内表现出来,因此患者做完增强检查应留观 30 分钟。回家或回病房后如果有不适,应及时告知医护人员进行处理。

(4)检查时携带既往检查资料,尤其是既往 CT 片及磁共振片,便于磁共振医生了解病情,方便书写诊断报告。

(5)磁共振检查仪是一个两端开口的桶形设备,做检查时,患者平卧,整个身体都要进入圆孔中,少数患者可能出现幽闭恐惧症,表现为胸闷气短、四肢出冷汗、颤抖、心悸、面色苍白、大声吵闹等,甚至无法完成检查。检查前向患者讲解检查进程,检查中需要家属陪伴。必要时应用镇静药物,有助于缓解幽闭恐惧症,帮助患者完成检查。

(6) 儿童尤其是幼儿通常无法配合检查,需要检查前应用较强的镇静药

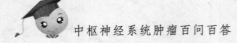

物,使其在睡眠中完成检查。

29 诊断脑肿瘤需要做哪些化验类检查?

大多数脑肿瘤的诊断依靠影像学检查,只有少数颅内肿瘤的诊疗需要特异性化验检查。例如颅内生殖细胞瘤可能造成脑脊液中甲胎蛋白、绒毛膜促性腺激素和癌胚抗原等异常增高。下丘脑–垂体是内分泌的中枢,垂体瘤或下丘脑垂体附近的肿瘤常造成内分泌紊乱,包括激素异常增高和降低,临床需要检测垂体激素、甲状腺激素、肾上腺激素和性腺激素水平。

温馨提示

对于异常增高的激素给予肿瘤切除或者药物治疗,对于低于正常的激素要进行内分泌支持治疗,就是补充激素维持患者生活状态。

30 脑肿瘤的高颅压症状如何缓解?

脑肿瘤患者的颅腔内容物主要包括脑组织、血液、脑脊液和肿瘤。治疗高颅压的策略主要是两个:增加颅腔的总体积和减少颅腔内容物。

(1)增加颅腔的总体积,去除部分颅骨,敞开硬膜。由于皮肤有延展性,脑组织可通过骨窗向外膨出,而达到降低颅内压的目的。外减压手术常用于药物难以控制的严重高颅压。

(2)减少脑组织体积的脱水治疗是应用脱水药物减少脑组织的含水量从而减小其体积。脱水药物按其药理作用可分为渗透性脱水药及利尿性脱水药。前者通过提高血液渗透压使水分由脑组织向血管内转移,达到组织脱水的目的。后者通过水分排出体外,血液浓缩,增加从组织间隙吸收水分的能力。脱水药物的作用时间一般为4~6小时。应用脱水药时应注意防止水电解质平衡紊乱。

(3)引流脑脊液。

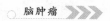

引流方式

- 脑脊液持续外引流：多用于开颅手术前后，暂时解除颅内压增高症状及监视颅内压变化。
- 脑脊液持续内引流：最常用的是脑室腹腔分流术，腰大池腹腔分流术，还包括侧脑室–枕大池分流术、终板造瘘术及第三脑室底部造瘘术、侧脑室–心房或腹腔分流术等。

（4）降低颅内压的根本办法是切除肿瘤，减少脑组织体积，极端情况下可以外科切除部分非功能区脑组织。大块切除使颅内留出空间，降低颅内压，延长寿命，称为内减压术。

高颅压的综合防治措施

- 低温冬眠或亚低温：可降低脑组织代谢率，提高组织对缺氧的耐受能力，改善脑血管及神经细胞膜的通透性，减少脑水肿的发生。多用于严重高颅压、高热、躁动并有去脑强直发作的患者。
- 激素的治疗，肾上腺皮质激素可改善脑血管的通透性，调节血脑屏障，增强机体对伤病的反应能力，可用于防治脑水肿。应用激素时应注意防治感染，预防水电解质紊乱。持续用药时间不宜过久。
- 限制水钠输入量：应根据生理需要来补充，维持内环境稳定，防止水电解质紊乱和酸碱平衡失调。
- 保持呼吸道通畅：昏迷患者应及时吸痰。必要时，可行气管插管或气管切开，以保持呼吸道通畅和保障气体交换。
- 合理的体位：避免胸腹部受压及颈部扭曲，没有脑脊液漏的患者可将床头抬高 15°~30°，以利于颅内静脉血回流。

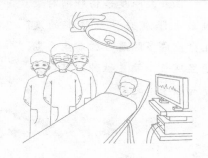

治疗疑问

31 脑肿瘤的手术治疗方法有哪些？

手术治疗是治疗颅内肿瘤最直接、最有效的方法。手术方法包括肿瘤切除术、活检术、内减压术、外减压术和脑脊液分流术。

(1)肿瘤切除术:根据肿瘤切除的范围又可分为肿瘤全切除或肿瘤部分切除术。根据切除的程度又可分为次全(90%以上)切除、大部(60%以上)切除、部分切除和活检。手术切除原则是在保留正常脑组织的基础上,尽可能彻底切除肿瘤。活检术包括穿刺活检和开颅活检。

(2)内减压术:当肿瘤不能完全切除时,可将肿瘤周围的非功能区脑组织大块切除,使颅内留出空间,以降低颅内压,延长寿命。

(3)外减压术:去除颅骨骨瓣,敞开硬膜而达到降低颅内压的目的。外减压术常用于大脑深部肿瘤,由于不能切除或仅行活检以及脑深部肿瘤放疗之前,以达到减压的目的。常用术式有颞肌下减压术、枕肌下减压术和去大骨瓣减压术。

(4)脑脊液分流术:为解除脑脊液梗阻而采用侧脑室–枕大池分流术、终板造瘘术及第三脑室底部造瘘术、侧脑室腹腔分流术、腰大池腹腔分流术。

32 放射治疗对正常脑组织损害大吗？如何避免？

脑恶性肿瘤多年来一直采用的远距离外放射治疗。全脑放疗虽在控制肿瘤发展上有一定疗效,但对正常脑组织的放射损害不容忽视。放射剂量越大脑损害就越重,故放射剂量及照射部位受到很大限制。为此,多年来人们在不断探索对正常脑组织损伤轻而对脑肿瘤杀伤力强的方法。

随着科技发展,调强放射治疗和立体定向放射外科技术的进步,给脑肿瘤的治疗带来了革命性的疗效。

温馨提示

在最大限度杀伤肿瘤时兼顾最大限度减少脑损害的发生,使许多脑恶性肿瘤生存期明显延长,脑良性肿瘤可以免受开颅手术之苦。

33 脑肿瘤的放射治疗为何要多次治疗？

肿瘤放疗的生物学基础之一是利用不同组织被放射线照射后的修复能力

不同。因为大多数恶性肿瘤组织对放射性损伤的修复能力弱于正常组织,每次放疗后正常组织得到修复,而肿瘤的损伤未得到完全修复,所以多次放疗后这种效应累计起来,肿瘤细胞被逐步杀死而正常组织未受到严重损伤。另外,由于缺乏正常的血管分布,大体积肿瘤中心营养不良,有很多对放射线不敏感的乏氧细胞;多次分次放疗时,随着肿瘤周边供氧充足细胞的不断被杀死,中心供氧明显改善,使得乏氧细胞越来越少,最终消灭全部肿瘤。

34 脑肿瘤的放射治疗方法有哪些?

放射治疗多年来一直是脑恶性肿瘤、脑转移癌等疾病的主要治疗手段。放射治疗对许多脑肿瘤都有一定疗效,主要是经过放疗杀死或抑制肿瘤生长,达到缓解临床症状、延长患者生命的目的。尤其对于颅内肿瘤位于重要功能区或部位深在不宜手术者,或患者全身情况不允许手术切除及对放射治疗较敏感的颅内肿瘤,或术后辅助治疗的患者,可采用放射治疗以推迟肿瘤复发或抑制肿瘤生长,以延长患者生命。放射治疗分为内照射法和外照射法。

(1)内照射法:又称间质内放疗。将放射性同位素植入肿瘤组织内放疗,可减少对正常脑组织的损伤。可通过 Ommaya 囊经皮下穿刺将放射性同位素直接注入瘤腔,或用吸附同位素的吸收性明胶海绵术中插入肿瘤实质内达到放疗的目的。目前已较少使用。

(2)外照射法。

● 全脑放疗。用于多发脑转移瘤、脑胶质瘤病、多发颅内淋巴瘤、生殖细胞瘤及髓母细胞瘤等,也用于多发脑膜瘤等部分良性肿瘤的预防性照射。由于全脑照射受到正常脑组织放疗剂量的限制,肿瘤的放疗剂量不高,难以达到根治性治疗,多为缓解患者临床痛苦的姑息性治疗手段。

● 三维适形放疗和调强放疗。用于脑胶质瘤、直径大于 3cm 的不能手术的脑肿瘤;或病理上属于良性的肿瘤如垂体瘤、脑膜瘤、前庭神经鞘瘤、大的血管畸形等,部分为根治性治疗,部分为防止术后复发预防性治疗。

● 立体定向放射外科治疗(χ 刀、伽马刀、射波刀):用于直径小于 3cm、病灶少于 3 个的脑转移瘤、恶性脑肿瘤手术后局部残留或因肿瘤部位、大小及患

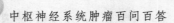

者的身体状况无法进行手术的患者,如脑干胶质瘤。也用于部分直径小于3cm的良性肿瘤的治疗,如前庭神经鞘瘤、垂体瘤等。也用于普通放疗以后局部增加放射剂量,以达到根治肿瘤的目的,此方法多为根治性治疗手段。

35 三维适形放疗和调强放疗的区别是什么?

温馨提示

在此基础上,射线强度在同一个射野内也不一致,就是三维适形调强放疗,简称调强放疗。

为了达到每个射线野的几何形状均与肿瘤的形状一致,避免对肿瘤周围正常组织的不必要照射的要求,放疗时采用计算机辅助多叶光栅技术对不必要照射的区域进行遮挡,从而形成三维适形放疗,但在同一个射野内放疗剂量是均匀一致的。

36 三维适形放射治疗与立体定向放射治疗有什么区别?

三维适形放疗是20世纪90年代后期逐渐成熟起来的技术,利用加速器使多个射线野等中心照射肿瘤,每个野的几何形状均与肿瘤的形状一致。虽然三维适形放疗与χ刀都使用加速器进行治疗,具有从多方向上向肿瘤靶区聚焦照射的共性,但与属于立体定向放射治疗的χ刀和伽马刀还是有很大区别的。例如,三维适形放疗照射的范围要大得多,照射区域内剂量分布均匀,不但可以照射头部肿瘤,而且还可以准确地治疗体部肿瘤;而以立体定向放射治疗超过3cm的肿瘤时,照射区域内剂量分布不均匀,形成高剂量和低剂量区,不利于治疗。三维适形放疗与立体定向放射治疗另外一个明显的区别是它们的放射生物学特性各有不同。立体定向放射治疗以一次大剂量,或数次较大剂量的方式治疗小体积肿瘤或良性病变;而三维适形放疗以常规分割方式(每周5次放疗,1.8~2.0Gy/次,总剂量70Gy左右)治疗大体积肿瘤或以10次左右中等剂量照射较小肿瘤。

温馨提示

恶性肿瘤具有浸润性生长的特点，临床或影像学检查所发现的肿瘤周围存在着肉眼看不到的亚临床病灶；所以，如果只照射肉眼看得到的肿瘤或照射范围较小就会漏掉这部分肿瘤细胞，虽然技术精确但治疗结束后不久肿瘤就会复发。因而，少数几次大剂量放疗不但无法消灭体积较大的肿瘤，反而会对正常组织造成损伤。

37 什么是立体定向放射外科？

立体定向放射外科是立体定向技术与放射治疗学相结合而形成的一门新兴学科，属于立体定向外科学范畴。立体定向放射外科的概念最早由瑞典神经外科学家 Leksell 提出，是指利用立体定向技术对颅内靶点精确定位，单次大剂量放射线集中照射于靶组织，使之产生局灶性坏死，从而达到类似手术治疗的效果。由于放射剂量集中分布在靶组织内，在靶组织边缘则剂量锐减，因此靶组织以外的脑组织只接受较小的照射剂量。

立体定向放射外科在原理和操作技术上与普通分次放射治疗有很大差别。普通放疗主要依赖照射野内病理细胞和正常组织对放射线的敏感性差异，达到治疗肿瘤保护正常组织的目的；而立体定向放射外科通过精确的立体定位，使

立体定向放射外科的适应证

年老体弱或身体条件差、不能耐受全麻手术者；凝血机制障碍，不能开颅手术者；病变位于重要功能区不宜手术或位于脑深部难以手术者；颅内肿瘤手术切除后残留或复发者；单发脑转移瘤或多发脑转移全脑放疗后的补充治疗。

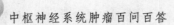

靶结构与周围组织之间受照剂量陡峭地呈梯度变化，在几乎不损伤周围组织的情况下摧毁靶组织。靶组织可以是脑内正常组织(如神经纤维传导束或脑深部灰质核团)，也可以是颅内病理组织，如脑动静脉畸形、脑肿瘤等。

与神经外科手术相比，立体定向放射外科治疗有以下优点：治疗无创伤，不需全麻，患者无痛苦，无术后出血和感染的危险；治疗时间短，患者常常不必住院，在门诊即可完成手术；治疗精确，对颅内重要功能结构不会造成损伤，术后并发症少；对合适患者可达到显微外科手术的治疗效果。

立体定向放射外科在治疗脑肿瘤方面确有其独特之处，但并不能完全代替手术或其他治疗方法(如分次放射治疗、化学治疗等)。

38 **射波刀、伽玛刀等"刀"为什么没有伤口？**

射波刀、伽玛刀等立体定向放射外科治疗的疗效往往可以达到像真的手术刀切除一样，所以人们形象地称其为"刀"。但其本质仍然是放射治疗。所以没有切口，不出血，没有真正手术的疼痛和恢复期，治疗后立即恢复日常工作和生活。

39 **立体定向放射治疗与立体定向放射外科是一回事吗？**

> **温馨提示**
>
> 脑膜瘤、前庭神经鞘瘤、动静脉畸形(AVM)，分次治疗不能提高治愈率，一般主张SRS治疗。低级别脑胶质瘤临床发现时往往体积较大，分次治疗效果较好。儿童低级别星形细胞瘤SRT效果比较明确。

立体定向放射治疗(SRT)和立体定向放射外科(SRS)都是利用立体定向技术进行病灶定位、照射靶区的放射治疗技术，但前者是分次照射，而后者是单次、大剂量照射。可以说SRT是SRS的发展。近来发现SRT具有减轻放射性脑损伤、促使肿瘤乏氧细胞再氧化等优点。SRT大多应用于非创伤性头架(面模)通过直线加速器非共面旋转照射或多个小固定野照射。但也有应用伽玛刀 Leksell 头架完成 SRT 的疗程,通常较短,在 2~6 天内完成。与 SRS 相比,SRT 适合病灶略大(3.0~5.0cm)的肿瘤,或形状不太规则的肿瘤,尤其是恶性胶质瘤。对位于脑干、视神经、内囊、运动和语言中枢等放射敏感区附近的肿瘤也应给予分次放射治疗。如果病灶小或病灶位于功能哑区,则不主张分次治疗。

40 射波刀是一种什么放疗设备?

射波刀是立体定向放射外科的一种,该系统在智能影像引导下利用机器臂将多束高能射线精确投射,多条射线束聚焦在病变区造成很高剂量照射,而邻近正常组织得以保护不受明显损害,通过 1~5 次的治疗,达到摧毁身体任何部位肿瘤的效果。射波刀还能够主动跟踪因为呼吸运动导致位移的肿瘤,在运动中照射肿瘤。

射波刀放射外科的准确率在 1.0mm 范围以内,如此精确的照射可用于位于重要结构附近、形状复杂的肿瘤治疗。这种功能特点使其成为立体定向放射外科的利器,为其他放射治疗不能够治疗的病变带来新的希望。该系统智能化程度高,操作简单,同时也很人性化。

41 射波刀与伽马刀的射线有何不同?

射波刀治疗是采用 6MV 的高能 X 射线,是由小型加速器打靶出来的电子射线。伽马刀是 ^{60}Co 释放的伽马射线。二者射线虽然不同,但治疗效果没有大的区别。都具有如下优点。

(1)穿透力强。由于高能射线通过吸收介质(人体组织)时衰减率比低能 X 射线慢,因此,比低能 X 射线有较高的百分深度量。

(2)保护皮肤。^{60}Co 发出的伽马射线或高能射线最大吸收量在皮下 4~5mm 深度,皮肤剂量相对小,因此同样剂量引起的皮肤反应轻。

(3)骨与软组织同等吸收剂量。这种射线在骨中与软组织吸收相似,这样射线穿透骨组织时不致引起骨损伤。由于具有同等吸收能力在一些组织界面处剂量曲线形态变化小,治疗剂量比较准确。

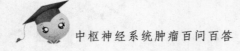

(4)旁向散射小。因此可保护照射野边缘外的正常组织,减少副损伤。

42 **射波刀的优势（与以往的立体定向放射治疗技术如伽玛刀、χ刀比较）在哪?**

(1)定位更为准确、便捷。利用体内肿瘤附近的骨性标记物或肿瘤内或附近的金属标记找到肿瘤位置,以往技术借助体表皮肤标记来定位体部的肿瘤,治疗颅内肿瘤需要在患者颅骨上安装固定框架;现在颅内肿瘤只需面网即可。

(2)治疗中照射精确度的一致性。治疗前、治疗中验证肿瘤位置,并利用电动床自动调整到正确位置,保证照射精确度的一致性。以往技术无法监测患者治疗中的肿瘤位置变化,更无法实现位置的自动调整。

(3)主动跟踪呼吸运动。治疗肺癌、肝癌等因为呼吸运动使肿瘤也产生相应运动。以往技术必须扩大照射范围,但降低了疗效并增加了并发症。

温馨提示

射波刀可以借助 Synchrony(同步),引导加速器持续跟踪肿瘤运动并进行同步照射,减少了治疗时间和正常组织受照射体积。

(4)靶区剂量分布更为均匀合理。通过非等中心照射方式,逆向计划系统设计最佳照射方案,一般靶区周边剂量在80%以上,而伽玛刀和 χ 刀周边剂量通常在50%~60%。

(5)伽马刀治疗头部肿瘤需要局麻将一个金属框架固定到患者的头部定位,因此伽马刀治疗头部肿瘤给患者带来很多痛苦及不便,儿童和年老患者难以耐受,射波刀仅需要面网固定,不必局麻,患者相对轻松。射波刀治疗中患者可以和大夫随时沟通,有不适可以及时停止治疗,待患者恢复后继续治疗。

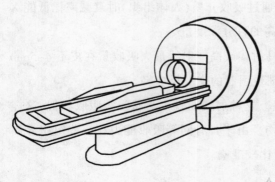

43 射波刀治疗并发症有哪些？

大多数患者近期会出现轻度的短期副作用(甚至没有副作用)但可迅速恢复。因治疗部位的不同，一些患者可能会出现不同的副作用(如轻度疲劳、头疼或恶心)。医生会在治疗前告知患者所有可能的副作用，可以做提前预防。放疗除了能杀死癌细胞以外，还会杀死人体正常细胞，掉头发是放疗的一种副作用。一般情况下，出现掉头发属于比较正常的现象，大多数医生也会采取一定措施来减少掉头发。患者只需要积极配合治疗，掉落的头发会重新长出来的，可以在饮食上补充一些维生素，多吃一些养发的食物。

44 射波刀治疗失败后影响手术治疗吗？

射波刀治疗颅内肿瘤失败后，一般不会影响手术效果。有些血运丰富的肿瘤经射波刀治疗后会减少血运，反而使手术更容易。

45 射波刀治疗后，肿瘤或病变什么时候才会消失？

放射外科手术的疗效因病而异，并且可能是缓慢或逐渐起效的。脑转移瘤一般1~3个月消失或缩小；前庭神经鞘瘤、垂体瘤则需要1~2年的时间。这取决于肿瘤性质及给予的剂量大小。基于肿瘤特性的不同，此期限可能以月或年计算。一些肿瘤可能会消失得较慢或者只是几年内停止生长且不再表现出细胞活性，也算治疗有效。治疗后，患者通常会被要求定期对其肿瘤进行影像检查(CT 或 MRI)，并进行其他化验以便医生监测疗效。

46 放疗患者应注意哪些事项？

(1)合理膳食。在放疗后应摄入充足容易消化的食物，保证肝脏贮存适当肝糖原，维持血糖浓度，避免肝脏受到毒害。

(2)适当进食。不能因脑肿瘤放疗而食欲缺乏，要减少情绪不良等因素对食欲的影响，同时患者家属在为患者提供饮食上，要注意色、香、味俱全，让患者增进食欲，适当进食。

(3)克服恶心、呕吐症状。由于脑肿瘤放疗后颅内压还是不能得到明显下

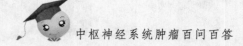

降,依旧会有一定的恶心、呕吐症状发生,所以在这一过程中,患者可以适当用一些降低颅内高压的药物,尽量克服恶心、呕吐症状。

(4)经常通风。经常通风是保障室内空气流通的必要方法,让患者经常通风,放进来更多的氧气,也可以使患者头痛的症状得到适当缓解。

(5)调整心情。最后要告诉脑肿瘤患者,在放疗后应该作息规律,调整心情,让患者保持心情愉快。积极愉快的心理可以起到辅助抗癌的效果。

47 脑肿瘤的化学治疗有何作用?

温馨提示

对脑转移癌患者,可参考原发肿瘤的病理类型选择药物。临床上常用的药物包括替莫唑胺、卡莫司汀、尼莫司汀等。

化学治疗在颅内肿瘤的综合治疗中已成为重要的治疗方法之一。中枢神经系统肿瘤的生长环境与生物学行为与颅外肿瘤差异较大,在化疗方面有特殊的选药和用药原则与方法。选用能通过血脑屏障、对中枢神经无毒性、在血液及脑脊液中能维持长时间的高浓度的药物。选择脂溶性高、分子量小、非离子化的药物。

48 化疗后注意事项有哪些?

(1)保持情绪稳定。如出现不良反应,遵照医生的指示做好应对,取得最好的疗效。

(2)合理安排饮食。进食清淡、少油、富有营养、易消化的高蛋白、高热量、高维生素食物,食物不可太单调,多食富有营养的新鲜蔬菜和水果;在饮食的调配上要注意色、香、味的搭配,以增进食欲;忌食油腻、辛辣、腌制、熏制、难消化的食品,提高饮食的营养价值,保证营养的供给。

(3)多饮水。促进药物排泄,以减轻药物对肾脏的损害。

(4)避免怀孕。女性肿瘤患者在接受化疗期间应避免怀孕,因为有相当一部分化疗药物具有致突变、致畸变的作用。

(5)预防感染。生活要有规律,劳逸结合,并保证充足的睡眠。适当进行锻炼,以增强机体的抗病能力。

49 脑肿瘤综合治疗的新方法是什么?

除了手术、放疗、化疗的经典治疗,近年来出现了很多脑肿瘤新的治疗方法和治疗药物。基因治疗、靶向治疗、免疫治疗等不断取得进展,甚至还有单纯物理方法,比如交替电场治疗装置(NovoTTF-100A)。通过头皮上的电极片产生电磁场变化治疗胶质瘤也取得了不逊于主流药物疗效的初步成果。需要重点说明的是,这些新方法目前大多正处于临床研究阶段,能否经过实践的检验最终在临床上广泛使用还有很大的不确定性。这些研究主要是在大型医疗中心临床试验使用,不推荐患者盲目尝试,对于某些不良医疗机构偷换概念进行的商业炒作要有足够的警惕。

50 脑肿瘤术前需要进行哪些全身检查?

大多数脑肿瘤开颅手术是择期手术,手术在全麻下进行,手术时间需要几个甚至十几个小时。手术前除了通过评估脑肿瘤情况,还需要进行全身综合功能的评估。细致的术前准备可以最大限度地降低围术期风险。在手术前应采集患者病史及体格检查,了解患者既往病史及并发症的情况。通过三大常规检查,即血常规、尿常规、便常规检查,初步了解患者是否并发贫血、大便潜血等情况;通过肝肾功能、电解质、血糖以及血凝常规检查,评估患者的肝脏、肾脏以及凝血系统的情况;进行相关传染病血清学检测了解患者流行病学情况,针对性安排相关疾病的检查。患者术前应进行胸片、肺功能的检查,评估患者心肺功能情况。如果患者肺功能差,需要进行动脉及静脉血气分析,进一步评估肺功能。如果患

温馨提示

老年患者或既往心脏病患者,还需要行心功能检查及24小时动态心电图检查以评估心脏功能。

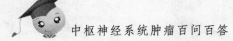

者血凝常规提示血凝异常,需要进行肢体静脉 B 超检测,了解是否合并深静脉血栓,防止术后血栓脱落合并栓塞风险。

51 高血压患者术前有哪些注意事项?

由于这类患者血管调节功能差,麻醉时容易发生血压波动。在手术过程中,创面出血多,易导致过量失血。术后可能发生反跳性高血压,增加了手术的危险性。在术前准备阶段应将舒张压控制在 90mmHg(1mmHg=0.133kPa)以内,至少不超过 100mmHg。轻度高血压,术前 2 周可停用降压药。严重高血压患者,应一直用药至术前。对高血压引起的心、肾、脑等脏器功能损害,应做相应处理。手术中加强监测,以保证安全完成手术。

52 糖尿病患者术前有哪些注意事项?

温馨提示

只要采取适当措施,中度以下的糖尿病患者手术并无特殊危险性。

在麻醉、手术影响下,糖尿病患者代谢紊乱相应增加,可加重糖尿病,造成低血糖、水电解质紊乱,严重时发生酮血症,术后恢复困难。糖尿病患者白细胞吞噬功能下降,细菌更易在机体内繁殖,容易发生术后感染,而且不易控制。因此,糖尿病患者术前应注意饮食控制,注意降糖药物特别是胰岛素的使用。最好将血糖控制在 8mmol/L 以内水平。

53 呼吸系统疾病患者术前有哪些注意事项?

严重脊柱畸形或高位截瘫的患者,常伴有呼吸功能不全和呼吸道感染,增加了手术危险性和术后并发症的发生。这类患者术前应做肺功能测定,判断手术安全程度。加强呼吸功能锻炼,至少忌烟两周以上,并选用有效抗生素、祛痰剂、支气管解痉剂。全麻时,不宜采用吸入麻醉药,以减少对呼吸道黏膜的刺激。鼓励患者咳痰,若痰液黏稠不易咳出,可每日做两次雾化吸入,以稀释痰液、消炎，便于咳出。

54 脑肿瘤患者围术期置入中心静脉导管，有什么好处和风险？

脑肿瘤术后需要输注高渗的静脉营养液及快速输注甘露醇脱水治疗。外周静脉穿刺难以满足要求，医院会进行中心静脉置管。经外周静脉穿刺置入中心静脉导管，即通常所说的 PICC，经锁骨下静脉穿刺置入的导管，俗称锁穿。两种导管均为安全、可靠、操作方便的技术。置管成功后，仅需将输液器及导管接头相应部位连接即可将大量的液体、营养制剂输注进入大静脉。成分会迅速被血液稀释，减少对局部血管的刺激，静脉炎、药液外渗等并发症的发生率亦会随之降低，同时，可减轻反复穿刺给患者带来的痛苦。

中心静脉置管属于深静脉置管，置管过程及导管留置期间均可能出现一些并发症。置管时的并发症包括血胸、气胸、心律失常、误穿动脉、误伤神经、空气栓塞、导管异位等。导管留置期间可能会并发导管相关性感染、导管相关性血栓、导管堵塞、静脉炎、导管移位、导管断裂等并发症，但发生的概率往往较低。

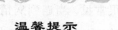

温馨提示

置管时及导管留置期间，操作人员和护理人员均会做好预防措施，减少相关并发症的发生，同时做好导管的维护工作，保证导管的正常使用。护理人员会每日评估导管，一旦出现相关并发症，会及时采取相应措施，做好处理。

55 脑肿瘤患者常见的情绪反应有哪些？如何处理？

（1）孤独感。社会信息剥夺和对亲人依恋的需要不能满足是患者产生孤独感的主要原因。在设备和管理水平允许的条件下，应当允许亲友经常探视或昼夜陪护。鼓励患者尽快熟悉环境，尽快结识病友，用适当的文化娱乐活动来活跃病房生活。

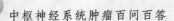

(2) 侥幸和否认。这是患者应付危害情境时不愿面对现实的自我防卫方式。一定程度的侥幸和否认，对缓解心理应激是可取的。疾病初期不少人迟迟不愿进入患者角色，总希望医生的诊断是错误的，尤其那些症状不明显的人，侥幸心理尤为严重。已经确诊脑肿瘤的患者，自我否认可以避免过分的焦虑与恐惧，在一定程度上起自我保护的作用，但在许多情况下又有贻误病情的消极作用。那些讳疾忌医、拒绝治疗的患者，大都是带有否认倾向的人。医务人员和家属应仔细解释，耐心说服，尽量使患者树立对疾病的科学态度，理性面对现实。

(3) 焦虑。焦虑是一个人感受到威胁而产生的恐惧和忧郁。引起患者焦虑的因素很多。例如，疾病初期对病因及疾病转归，尤其是预后不明确，可导致与疾病无关的焦虑，或是对病因、疾病转归和预后过分担忧。如果医生、护士不及时向患者讲清楚，就会出现夸大病情严重性的倾向，为一点小事吵吵嚷嚷或沉默、哭泣都很常见。当遇到病情有变化、做特殊检查或准备手术时，情绪更易激惹，睡不好觉，吃不好饭，动辄生气，甚至任性。完全消除患者的焦虑是不容易的，医护人员和家属对极端焦虑和长期处在焦虑之中的患者要格外重视，想方设法帮助他们减轻心理负担，以免妨碍对疾病的治疗和诱发其他疾病。适度的焦虑状态对治疗疾病有益。

(4) 抑郁。抑郁是一种闷闷不乐、忧愁压抑的消极心情，主要是由现实丧失或预期丧失引起的。多数脑肿瘤患者都会产生轻重不同的抑郁情绪，其表现方式多种多样。例如，有的故作姿态、极力掩饰；有的少言寡语，对外界任何事物都不感兴趣；有的饮泣不语或哭叫连天；还有的自暴自弃，放弃治疗。严重的抑郁又往往导致失助感和绝望情绪，甚至出现轻生的念头。这种情绪状态多数是不稳定的，因而只要病情略见好转，或外界环境稍加改善就能烟消云散。不过，这种情绪状态在少数人身上也可以持续存在，直接影响对疾病的治疗，有的还可诱发继发性疾病。

(5) 怀疑。患者的怀疑大都是一种自我消极暗示，由于缺乏根据，常影响对客观事物的正确判断。人在患病后常变得异常敏感，听到别人低声细语，就以为是在说自己的病情严重或无法救治。对别人的好言相劝半信半疑，甚至曲解原意。疑虑重重，担心误诊，怕吃错了药、打错了针。有的凭自己一知半解的医学和药理知识，害怕药物的副作用。担心偶尔的医疗差错或意外不幸降临在自己身上。身体某部位稍有异常感觉，便乱作猜测。

（6）被动依赖。一个人一旦患了脑肿瘤，既往在家中或单位地位不高的成员突然成为众人关心的焦点，受到家人和朋友关心、照顾。通过自我暗示，患者自己也不像以往那样生机勃勃，变

温馨提示

如果严重偏执，甚至出现病理性的妄想，医护人员要尽可能亲切、耐心地向患者解释病情，以减少患者的猜疑。那些对医学似懂非懂的亲友不要在患者面前乱做解释。

得被动、顺从、娇嗔、依赖，变得情感脆弱甚至带点幼稚的色彩。只要亲人在场，本来可以自己干的事也让别人做；本来能吃下去的东西几经劝说也吃不下去；一向意志独立性很强的人变得没有主见；一向自负、好胜的人变得没有信心。这时他们的爱和归属感增加，希望得到更多亲友的探望，希望得到更多的关心和温暖，否则就会感到孤独、自怜。坚强的意志是患者同疾病做斗争的重要因素之一。医护人员一方面要使患者感到医院、医务工作者是可以信赖的，另一方面也要帮助患者提高战胜疾病的主观能动性。否则，一旦他们觉得失去同情，得不到足够的照顾，就会变得心情沮丧，以至加重病情。

（7）同情相怜。人都有同情心、怜悯心和亲和的需要。人越在危难之时，具有共同命运的人亲和力越强。脑肿瘤患者住在同一个病房，很快就能相互认识和相互理解，他们一律平等，推心置腹，无话不谈，彼此关心病情变化，乐于向医务人员介绍病友的痛苦症状，并乐于帮助病友克服困难。

病友之间这种相互怜悯与亲和，可以免除大家的孤独感，

温馨提示

需要反复诊疗的脑肿瘤患者间借助社交媒体形成微信朋友圈，互通信息，相互安慰，即使出院后也能保持长期联系。

增强安全感,活跃病房气氛,调节患者心境,对治疗疾病无疑是有益的。但是,这种同病相怜有时也起消极作用。例如,某个病友的病情恶化了,病友圈里立即愁云密布。万一有的病友不幸被脑肿瘤夺去了生命,周围的病友就会更加恐惧和伤感。另外,病友之间的消极暗示也往往产生不良影响,如有的互相介绍治病的偏方和所谓经验,干扰了医生的正确治疗等。

56 脑肿瘤患者心理活动的演变规律是怎样的?该如何处理?

(1)否认期。不承认自己病情的严重,对可能发生的严重后果缺乏思想准备。总希望是医院误诊或者期盼有治疗的奇迹出现。有的患者不但否认自己病情恶化的事实,而且还时常谈论病愈后的设想和打算。也有的患者故意保持愉悦和满不在乎的神态,以掩饰内心的极度痛苦。家属可多和患者谈论些温馨往事,共同回忆那些令人高兴的生活经历,万不可当着患者面表现出难过,即使彼此心照不宣,也可使患者得到心理上的满足。

(2)愤怒期。度过了否认期,患者面对疾病已然是不可否定的客观存在,自己的生命岌岌可危的现实,禁不住地想:为什么我这么倒霉患了这种该死的病?凭什么张三、李四都没事偏偏是我得病?除了承认自己命运多舛,更多的是抱怨上天的不公,表现为悲愤、烦躁、拒绝治疗,甚至敌视周围的人,拿家属和医务人员出气,借以发泄自己对疾病的反抗情绪。这是患者失助自怜心理的表露。医护人员和家属要谅解、宽容患者,真诚相待,不要计较患者的"无事生非",要用持续的关爱帮助患者度过愤怒期。

(3)妥协期。患者由愤怒期转入妥协期,心态趋于平和,表现为平静、安详、友善。此阶段患者不再抱怨,依从性好,顺从而平静地接受治疗,要求生理上有舒适、周到的护理,希望能延缓

温馨提示

陪护要同情患者,尽量满足患者的需求,允许亲人陪护和亲友探望,让患者与亲人在一起度过不可多得的时刻。嘱咐亲人要控制情绪,不要再增加患者的悲痛。

病情的进展。此阶段不再需要频繁地安抚患者,而是要为之解除疼痛、缓解症状,使患者身心舒适是诊疗重点。

(4)抑郁期。患者知道自己时日不多,表现为极度伤感,并急于安排后事,留下自己的遗言。大多数患者在这个时候不愿多说话,但又不愿孤独,希望多见些亲戚朋友,愿得到更多人的同情和关心。

(5)接受期。这是脑肿瘤患者的生命最后阶段。患者心里十分平静,对死亡已有充分准备。部分患者临终前因痛苦难忍而希望速死。

57 不同年龄脑肿瘤患者心理变化的特点及处理方法是什么?

由于患者年龄、性别、文化程度、经济状况等多因素影响,患者的心理变化差异巨大。现代医学的新技术、新药物发展快,这些技术进步往往需要高昂的医疗费用,家庭的经济条件也是决定诊疗技术路线和患者心态的重要因素。儿童患者的突出特点是年龄小,对疾病缺乏深刻认识,心理活动易受外界环境干扰而变化迅速。患儿注意力转移快,情感表达单纯,只要善加引导,易于适应新的环境。对于幼儿来说,父母的陪伴尤其关键。老年人患者虽然常说"这么大年岁了,治不治无所谓",但一般都希望自己尽量健康长寿。老人患病时对病情估计多悲观,心理上也突出表现为无价值感和孤独感。他们突出的要求是被重视、受尊敬,一般盼望亲朋来访。有些家境不佳的高龄患者不愿增加家庭负担,倾向于拒绝手术等治疗。青年人患病初期往往不相信医院的诊断,否认自己得病,直到真正感到不舒服和体力

温馨提示

中年人世界观成熟、稳定,对现实具有评价和判断的能力,对挫折的承受力比较强,愿意积极配合治疗,绝望甚至轻生等不良反应少见。除了鼓励他们充分发挥主观能动性,还要动员其家庭和工作单位妥善安排患者所牵挂的人和事,尽量减少其在养病治病时的后顾之忧。

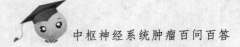

减弱才逐渐默认。网络发达的今天,年轻人获取信息更加快捷,对于疾病有一知半解很常见,担心疾病耽误自己的学习和工作,对自己恋爱、婚姻、生活和前途有不利的影响,不愿意自己的病情被他人获知。要注意保护患者疾病隐私不被同事、同学等知道。青年的情绪强烈而不稳定,容易从一个极端走向另一个极端。病情好转时盲目乐观,不再遵医嘱诊疗;病程较长或有后遗症的青年患者,又易于自暴自弃、悲观失望,情感变得异常抑郁而捉摸不定。由于疾病的巨大挫折,他们可能出现严重的精神紧张和焦虑,甚至发生理智失控进而自残、自杀等严重后果。避免消极刺激,调动他们的积极性,及时给予恰当的鼓励,对克服困难与疾病做斗争能起到良好作用。中年人是家庭的支柱,事业的核心,对老人赡养、子女教育、事业发展等思想负担重,容易焦虑。

58 如何处理患者的知情权和不知情权?

患者本人有权利知晓自己的病情并决定自己的生命健康相关问题。医疗行为涉及的不仅是技术层面,还有患者的个人因素。尽量保留功能还是尽力降低复发的危险?没有一个医生或家属可以肯定地回答这个问题,只有患者自己有权决定。医院是为患者提供专业化医疗服务的,医生把所有可选择的治疗方法和可能发生的风险收益全部告知患者,把决定权交给患者,同时对每种诊疗方案提供专业化的点评,告诉患者哪个是最优的选择。患者最希望的并不是获得自主权,他们会因为他们的决定权得到尊重而感到开心,他们更乐于看到医生的专业能力和感受到亲属的亲切态度。大多数脑肿瘤患者愿意放弃自己的决定权甚至知情权,把选择的权利交给家属和医生,希望他们为自己做决定。在患者已经签署授权协议书把自己的知情权及决定权转交给某个家属后,未经该被授权人同意,医护人员要注意保护性医疗,禁止把疾病的不良预后及治疗风险告知患者。家属间也要及时沟通,注意人多嘴杂泄露信息。

对于家庭结构复杂的患者,医生要亲自征求患者意见,避免不同亲属间利益冲突对患者医疗造成的干扰和对患者健康权的损害。

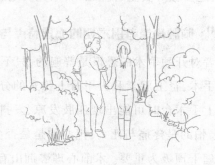

康复疑问

59 **家属如何做患者的思想工作?**

目前多数医生会根据家属的要求对患者进行病情告知。由于许多家属不愿意患者尤其是恶性脑肿瘤的患者充分了解病情,造成大多数患者对脑肿瘤及预后缺乏正确的了解,对于治疗的必要性和长期性难以理解,对手术治疗顾虑较多。部分家属在为患者担心的同时为自己的将来想得很多,情绪失控甚至哭泣不止,患者反过来安慰他们,这样给患者增加了思想负担。家属给患者做思想工作要耐心细致。一方面要打消他们的恐惧和疑虑,使他们对疾病有正确的认识,从而树立坚强的信心;另一方面要让患者大致了解自己的病情,以便做到治疗上的配合。对精神紧张不安者,可酌用镇静剂;对极度紧张或情绪

> **温馨提示**
>
> 家属要全部如实地将医生所谈到的病情及手术利弊和术中、术后可能发生的各种情况传达给患者的领导和直系亲属,以便得到他们的支持和帮助。

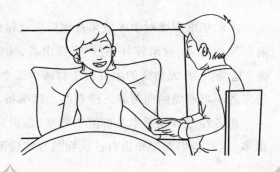

消沉者,还要做好安全管理工作,以免发生意外。

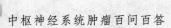 60 脑肿瘤患者围术期的心理特点与心理干预措施有哪些?

患者对开颅手术的恐惧是普遍的,只不过程度有轻有重而已。患者意识到了即将手术,肾上腺素和去甲肾上腺素的分泌增加,引起血压升高、心率加快,有的临上手术台时可能出现四肢发凉、发抖等情况。患者对手术一是害怕,二是担心。怕的是疼痛与死亡,担心的是是否会出意外,是否会残废和毁容等。术前的心理干预极为重要。术前心理咨询由有权威的医生和护士进行,耐心听取患方的意见和要求,向家属详细交代病情,阐明手术的重要性、必要性及各种风险。权威性的咨询对患者获得安全感极为重要,要用其恰当的语言交代术中必须承受的痛苦及术后医疗行为(鼻饲管、引流管、导尿管及需在身上附加的仪器),使患者醒来后不致惧怕。对于患者本人,要介绍有关专家是怎样反复研究其病情并确定最佳手术方案的,并突出强调他本人在手术中的有利条件等。要对手术的安全做积极的保证,不宜向患者交代什么千分之一的危险性,使患者深感医护人员对其病情十分了解,对手术是极为负责的。另外,做过同类手术患者的信息,对术前患者的情绪影响较大,护士可有针对性地组织交流。

温馨提示

家属和病房护士还应在患者面前树立手术医生的威信,以增加患者的安全感。这些心理上的准备,可使患者正视现实,稳定情绪,坦然面对手术。

术前焦虑程度对手术效果及预后恢复得快慢也有很大的影响。资料表明,有轻度焦虑者,效果较好;有严重焦虑者,预后不佳;而无焦虑者,效果往往更差。这是因为,无焦虑的患者由于对医生或手术过度依赖,过分放心,对生理上带来的不可避免的痛苦缺乏应有的心理准备。

患者经过开颅手术从麻醉中醒来,意识到自己已经活过来了,心里踏实了很多。这时他们渴望知道自己疾病的真实情况和手术效果。由于躯体组织受到程度不同的损伤、刀口疼痛、尿管的刺激、医疗仪器的噪声,加之躯体不能自主活动,多产生焦躁不安的心情。经过 2~3 天术后治疗,病情逐渐趋稳,不适减轻,患者却又开始担心预后了。因此,对术后患者的心理护理应抓好以下几个环节。

(1)当患者回到术后室或是从麻醉中刚刚醒过来,医生及家属应以亲切和蔼的语言告诉他手术进行得很顺利,目的已达到,只要忍受几天术后的不适就能恢复健康了。医护和家属给予的鼓励和支持,有助于减轻患者术后过渡期的痛苦和焦虑。

(2)帮助患者缓解疼痛。患者术后的疼痛不仅与手术部位、切口方式和镇静剂应用得恰当与否有关,而且与每个个体的疼痛阈值、耐受能力和对疼痛的经验有关。患者如果注意力过度集中、情绪过度紧张,就会加剧疼痛。意志力薄弱、烦躁和疲倦等也会加剧疼痛。从环境方面来说,噪声、强光和暖色也都会加剧疼痛。因此,医生护士都应体察和理解患者的心情,采用必要医疗措施来减轻患者的疼痛。家属也要控制探视人员,减少不良精神刺激。

(3)帮助患者克服抑郁反应。术后患者平静下来之后,大都出现抑郁反应。主要表现是不愿说话、不愿活动、易激惹、食欲缺乏及睡眠不佳等。患者的这种心理状态如不及时地排解,必将影响患者及时下床活动;而不尽早下床活动会影响患者心、肺及消化等功能,容易产生营养不良、静脉血栓或继发感染等。所以要努力帮助患者解决抑郁情绪。要准确地分析患者的性格、气质和心理特点,注意他们不多的言语涵义,主动关心和体贴他们。要加强生活护理,对生活不便处要细致照

温馨提示

有一部分患者手术后带来部分神经功能的破坏(如面瘫、失语、偏瘫、偏盲),会给患者心理上带来巨大的创伤,患者必然产生缺陷心理。医生和家属都要给予同情、支持和鼓励,让患者勇敢地承认现实、接受现实。

顾。总之,使他们意识到既然已顺利渡过手术关,就要争取早日恢复健康。

(4)鼓励患者积极面对人生。开颅手术患者如果手术预后良好,即使再痛苦也有补偿的希望。若术后效果不好或预后不良(如恶性脑肿瘤),则还将面临后续的一系列诊疗。患者在极度痛苦时,经不起任何外来的精神刺激,所以对预后不良的患者,不宜直接把真实情况马上完全告诉他们。

61 影响脑肿瘤患者大脑功能康复的因素及处理方法有哪些?

影响康复的因素很多,其中最主要的是脑肿瘤的病情、患者个人因素及社会环境三个方面。

(1)恢复的起步距病损时间的长短。脑肿瘤患者术后出现神经功能障碍后恢复迹象出现越早,就越表明造成功能障碍的原因可能是由于病变的继发效应,比如脑水肿、高颅压等的后果。这种情况下的神经功能障碍是具有较强的自发恢复倾向的。

(2)优势半球。左利手者有更多机会出现双侧大脑半球的优势,因此,也就有较多的能力属于双侧大脑的功能。这类患者的功能恢复自然就有更多的潜能可供调用,康复前景自然也要好些。

(3)年龄。患者越年轻,恢复的可能性越大。产生这种情况可能是因为年龄大的患者,已经处于普遍性的大脑功能衰退、老化阶段,随着患者年龄的增长,可供调动的大脑功能潜力也随之减少。这样,预期的效果也就要差一些。

(4)一般健康状况和大脑整合功能。患者的一般健康水平和大脑整合能力是影响康复效果的重要因素。患者有其他严重疾病可以影响脑的功能状态而有碍康复。通过某些神经心理学测验,全面测量大脑整合功能,将有助于对疾病预后的估计。如果测评结果表明,损伤范围比较局限、一些基本能力未被损伤,则患者的康复前景较为良好。反之,若测评表明病变范围弥散,受损伤的大脑功能广泛,则预后估计较差。总之,康复前景的预测是以可调用的脑的完整性和潜能为基础的。

(5)病前智力水平。康复可能达到的最高水平不可能超越发病前脑的初始能力水平。发病前患者智力水平高者,能获得较好的康复效果,因为他(她)们有较多的智力资源可用来重建新的功能系统。

（6）患者情绪和配合程度。大脑损伤患者的情绪问题是康复治疗中的另一个值得重视的问题。它包括否认自己有病、抑郁、对治疗人员和家人的攻击、对抗等消极情绪。对情绪、行为和动机问题三者的同时治疗是极为重要的。

温馨提示

整个康复过程中，患者积极努力和主动配合治疗是非常重要的。因此应该首先安排容易及早奏效的康复程序和措施，自始至终注意调动患者的治疗积极性。

（7）社会环境。来自家庭的支持和鼓励是康复治疗过程中的可贵助力。与患者共同生活的家属参与对患者的康复训练，常常会起到医务人员无法起到的作用。应避免漠不关心或悲观绝望等消极情绪产生的负面影响。

62 慢性脑肿瘤诊疗过程中的患者心理问题及处理方法有哪些？

医学上把病程超过 3 个月以上者称为慢性病。脑肿瘤尤其是恶性脑肿瘤通常需要反复诊疗及随访，是名副其实的慢性病。这些患者因为需要承受长期的疾病折磨，经历漫长的病程，所以往往会产生极为复杂的心理活动。一开始，患者大都有侥幸心理，即不肯承认自己真的患了疾病，迟迟不愿进入患者角色；一旦确诊，又易产生急躁情绪，恨不得快刀斩乱麻服上灵丹妙药，一蹴而就把病治好。这时他们对自己的疾病格外敏感、格外关心，向医护人员刨根问底，向病友"取经"，或翻阅大量有关书籍，渴望弄清疾病的来龙去脉，企图主动地把握病情。目前这些慢性疾病多无令人满意的特效治疗方法，患者只好无可奈何地去适应漫长的疾病过程。

慢性病患者情绪变化明显，受病情变化影响大。有时高兴有时悲伤，时而满意时而失望；紧张、焦虑、忧愁、愤懑、急躁、烦闷等消极情绪也经常出现。部分患者由于长期的疾病折磨出现人格特征改变。那种精神抖擞、生机勃勃的形象转变为动作迟缓、情感脆弱、谨小慎微、被动依赖、敏感多疑、自我中心等。他

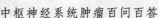

们过分关注机体感受,对病情变化患得患失,一旦受到消极暗示,就迅速出现抑郁心境,有时还会产生悲观厌世之感。

对慢性患者的心理护理,必须紧紧围绕慢性疾病病程长、见效慢、易反复等特点,调节情绪、变换心境、安慰鼓励,使之不断振奋精神,顽强地与疾病做斗争。心理护理应当与生理护理结合进行,力争使身体舒服、心情舒畅。例如,慢性病患者多出现疼痛、发热、呕吐、呼吸困难、心悸等症状,易引起不良情绪,医护人员应当亲切安慰,并及时妥善处理,患者自然就会情绪好转。又如患者的饮食,不仅要考虑患者的营养需要和禁忌,也要讲究色、香、味、形、量以及就餐的环境条件等。另外,尽量减少住院时间,让患者回归熟悉又舒适的家庭生活,也有心理呵护的意义。

温馨提示

慢性病患者空闲时间多,组织必要的活动,如看电视、听广播、欣赏音乐、与病友聊天等,活跃病房生活。对于因病情反复和病程长而失去治疗信心的患者,更要多安慰、多鼓励;对垂危患者更要态度和蔼、语言亲切、动作轻柔,加强基础护理,使之生理上舒服,心理上也减轻对病危的恐惧。

63 **脑肿瘤患者术后饮食需要注意什么?**

(1)全麻手术当日进食的危险性很大,通常需要禁食、水。这是因为麻醉后,吞咽动作恢复较慢,过早进食易误吸入气管而窒息。且麻醉药本身会引起恶心、呕吐,进食后加重呕吐会致伤口出血、裂开,重者危及生命。

(2)手术后第一天,可进半流质、软食、普通饮食。为了避免食物的过敏反应,原则上术后短期内食物种类以患者既往的食谱为准,不建议添加既往从未吃过的新食品,尤其是市场上鱼目混珠的所谓"抗癌食品"。

(3)为尽快补充营养,术后饮食要注意选择高蛋白、高热量、高维生素食物,注意合理搭配,平衡饮食,切勿偏食、少食。多食各种新鲜水果、蔬菜,进食低脂肪、低胆固醇食品,如香菇、木耳、芹菜、豆芽、海带、藕、鱼肉、鸡肉、豆类及其制品等;宜选用植物油,不用动物油;不食烧焦、烟熏、腌制、高盐食品,不食辣椒、生蒜等刺激性食物或辛辣食品。

(4)如果患者带有胃管,可经胃管注入肠内营养乳或匀浆膳。

64 术后吞咽困难患者应如何进食?

吞咽困难患者的进食方法

● 严格禁止患者家属自行喂食。
● 严格评估患者吞咽困难障碍的程度,待吞咽功能改善后方可进食。选择不易出现误咽的果冻样或糊状食物,吞咽与空吞咽交替进行。
● 吞咽功能3级的患者,术后24小时开始留置胃管,给予鼻饲流质饮食,常规采用肠内营养液持续滴注。
● 出现呛咳时,患者应腰、颈弯曲,身体前倾,下颌抵向前胸,以防止残渣再次侵入气管。

65 患者如何进行吞咽功能康复训练?

(1)指导正确的吞咽功能评定的方法。

(2)颊肌训练。指导患者做吸吮动作,可吸吮筷子、手指,继而做鼓腮、吐气、微笑等动作,以收缩颊部肌肉和口轮匝肌。

(3)舌肌训练。护士站于患者右侧,让其主动做伸缩舌、舌左右摆动、舌背抬高运动,并用勺子或压舌板给予阻力。舌运动不灵活的患者,由护士协助或患者自己被动做舌不同方向的运动。

(4)用冰冻后的棉棒刺激软腭、舌根以及咽后壁,反复多次后,嘱患者做吞咽动作,刺激咽反射。

(5)呼吸、咳嗽训练。嘱患者进行深吸气-憋气-咳出的动作,咳嗽时要用力,以建立排出气管内异物的各种防御反射。

（6）摄食训练。对 2 级、3 级吞咽障碍患者以摄食和体位训练为主；对 4 级、5 级吞咽障碍患者均予鼻饲，在鼻饲的基础上经过吞咽基础训练产生一定的吞咽能力后方可进行摄食训练。

训练方法

- 取有利于进食的体位，根据病情扶患者坐起或床头抬高 45°，头稍向前屈使食道向前弯曲成 60°左右；不能坐起者取健侧卧位，偏瘫侧肩部垫起，辅助者位于患者健侧。这种体位食物不易从口中流出，有利于食团向舌根运送，这会减少鼻腔反流及误吸。
- 摄食量先从 3~4mL 开始，然后酌情增加至 1 汤匙（10~20mL）。每次进食前清洁口腔，进食时嘱患者反复数次，然后再进食。也可每次进食后饮少量含碳酸盐饮料（1~2mL），这样既可以刺激诱发吞咽反射，又能达到去除咽部残留食物的目的，以免食物残留引起误吸。

66 幕上肿瘤如何做康复训练？

幕上肿瘤由于与脑部功能区关系密切，术后病情平稳后 48~72 小时，需要根据不同的部位采取相应的认知、感知、偏瘫肢体和语言的康复训练。

（1）认知康复训练。由于颅脑手术（特别是额叶和颞叶的手术）会引起大脑皮层及皮质下结构的改变，进而导致认知功能的损害，所以患者应在术后进行认知功能的训练。

训练方法

- 注意力集中训练。将 0~10 的数字做成卡片并按顺序排列好，指导患者以最快的速度读出这些数字，并指出相应的卡片，同时计时。
- 定向力康复训练。右侧大脑半球病变后，极易出现定向力障碍，情绪不稳定。可以用代偿方法进行训练，如提示卡、钟表、日历、辨认亲近的人等，要反复练习。
- 提高记忆力的训练。将日常生活中熟悉的物品做成图片让其辨认，并背出所看到卡片中物品的名称，反复练习。

（2）感知康复训练。顶叶肿瘤患者术后会伴随感知功能缺陷，对此要进行感知康复训练。训练患者感知物体的颜色、形状、形态、性质、温度等。如把几种形状不同、颜色不同的物品摆放在一起，并指令患者将物品中圆形、绿色的物品拿出来；指出液状物体同时辨认其温度，什么样的温度烫手、不能触碰等。指导患者反复练习,直到熟练掌握为止。

(3)肢体功能障碍的训练。脑肿瘤(尤其是额叶肿瘤)术后出现中央前回损伤,表现为肢体功能障碍、肢体偏瘫,在不同程度上造成肌力减退,在瘫痪的恢复期存在肢体无力、肌力不足的现象。为了帮助瘫痪肢体进行功能锻炼,可逐步进行主动运动、被动运动、助力运动、坐位训练、站立训练、行走训练、作业治疗等,从而达到日常生活自理,提高生活质量。

● 被动运动:由护士或患者本人用健侧肢体协助进行关节的屈伸运动,尽可能达到最大幅度,然后稍加维持。根据疼痛感觉控制用力程度,每一动作重复20~30次,每日2~4次。

● 主动运动:由患者本人主动进行肌肉的收缩运动和关节的屈伸运动,动作宜平稳缓慢,尽可能达到最大幅度,然后稍加维持,引起轻度疼痛感即停止。每一动作重复20~30次,每日2~4次。

● 助力运动:通常徒手、健侧肢体或使用电动踏步康复机等,对患者的主动运动施加对抗阻力训练,兼有主动运动和被动运动的特点。每次10分钟,每日2次。

● 坐位训练:患者从卧到坐需要一个锻炼和适应过程。应循序渐进,先让患者半坐位,每天2次,每次3~5分钟。3~5天后扶持下床,坐于靠背椅上,两足着地,双手紧握扶手,辅助者双手扶托患者肩部。每日坐立3~5次,每次20~30分钟。随着患者支撑力增加,辅助者可渐渐撤离双手,使其维持平衡,然后鼓励患者撤离扶手,完全靠身体平衡坐立。

● 站立训练:开始进行站立锻炼时必须有护士帮助。护士与患者相对而立,先让患者背部倚靠站立,护士双手托患者腋下,双膝顶住患者膝关节。每次站立3~5分钟,每日数次。而后逐渐倚墙独自站立、扶床挡站立、不靠扶住自行站立,为行走训练做准备。

● 行走训练:患者用健侧手扶住护士肩部,治疗师以手扶住患者腰部,缓慢小步行走,随后逐渐撤离他人的帮助,改为扶拐行走、弃拐行走训练。

● 作业疗法处方:根据患者的性别、年龄、职业、诊断、身心功能评定结果、专长、兴趣及生活条件,明确作业疗法的目标,选择作业训练的项目和重点。如

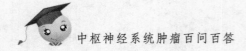

改善手部的精细功能,包括捡拾珠子、打字、拧螺丝等;增强上、下肢肌力,包括打锤、擦拭桌面、拧铁丝、踏功率自行车等;床与轮椅之间的转移训练。

(4)语言康复训练。额颞部、顶叶角回主要影响患者的语言功能。上述部位受损后多存在言语功能障碍,应加强语言康复训练。首先,治疗训练开始前要评估患者语言障碍的类型、程度,确定语言治疗的方法,要有针对性。在术后病情平稳后即应开始语言的治疗训练,每日至少 30 分钟。

● 语音训练。训练目标是患者能够正确地发出字词的读音。

训练方法

- 发音训练。指导患者模仿护士的发音,从汉语拼音开始到简单的字词,如"啊""喔""吃""喝""护士""医师"和"再见"等。
- 图形示意。对于理解力较好的患者,可以画口型简图,通过图形示意舌的位置、气流的方向和大小。

● 理解训练。训练目标是患者能够正确地理解与执行指令。

训练方法

- 认人训练。说出患者亲属的姓名让患者指认,再指定一人让患者说出姓名。
- 认物训练。准备 2~3 个常用物品的图片或实物,护士先说出一个物品的名称令患者指出相应的图片或实物,逐步过渡到护士说出名称让患者指出图片或实物。
- 指令训练。护士发出指令让患者复述并执行,如"现在吃饭""上床休息"等。

● 口语表达训练。训练目标是患者尽可能发挥残存的语言功能以便与他人进行交流。

训练方法

- "三字令"表达训练。从最简单的"二字令""三字令"开始,如教患者说"你好""我好""大家好",在患者进行肢体功能锻炼时说"一二三、三二一""我锻炼、最积极"等。
- "接口令"表达训练。护士先反复说一个短句让患者跟着说,如果患者说不出,护士就先说前半句让患者接下半句,目标是让患者能完整地复述句子。
- 实用性表达训练。将练习的短句用于实际生活,如提问患者:"你想做什么?""你早餐吃的什么?""你现在感觉怎么样?"等,要求患者用短句来回答并注意纠正错误的发音。

67 幕上肿瘤的居家护理有哪些?

(1)一般护理指导。

● 伤口。指导患者伤口拆线后 1 个月内不要洗头,避免抓挠,防止感染。有减压窗的患者避免头部磕碰。

● 遵医嘱按时、按量服药。不可突然停药、改药及增减药量,尤其是抗癫痫药物和激素类药物,以免病情加重。

● 活动与休息。适当休息 1~3 个月后恢复一般体力活动。坚持体能锻炼(如散步、打太极拳等),劳逸结合,避免过度劳累。肢体活动障碍者,遵医嘱进行肢体的功能锻炼。保持个人卫生,每日开窗通风,保持室内空气清新。

● 及时就医指征。原有症状加重;头痛、头晕、恶心、呕吐、抽搐;不明原因的持续高热;肢体乏力、麻木;手术部位发红、积液、渗液等。术后 3 个月复查一次,之后每半年复查 1 次,至少复查 5 年,每次就诊时携带 CT、MRI 片。

(2)特殊护理指导。

● 癫痫。对于癫痫患者应该加强饮食指导、安全护理和服药指导。

患者宜进清淡饮食,避免过饱;不宜单独外出、登高、游泳;随身带有疾病卡(注明姓名、诊断)。发作时就地平卧,头偏向一侧,解开衣领及裤带,上下齿间放置手帕类物品,不强行按压肢体,不喂水和食物。掌握正确的服药方法,缓释片(如德巴金)应整片吞服,可以对半掰开服用,但不能研碎或咀嚼。复查时由医生根据患者病情酌情调整剂量,逐渐减量。嘱患者按时服药并请家属督促,不能私自停药、换药、减量,以免病情加重。如有漏服,两次剂量不能同时服用,应按时间顺延。服用抗癫痫药期间每月应监测血药浓度和肝肾功能。

● 偏瘫。对于偏瘫患者,应加强家庭日常生活能力的训练。

训练方法

● 鼓励患者早期利用健侧肢体进行穿衣、刷牙、洗澡等日常活动。上楼梯时,应健侧先上,下楼时应健侧先下。通过健侧的主动练习,带动及促进患侧肢体功能的恢复。

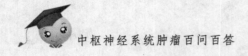

训练方法

- 训练要循序渐进,强度要从小到大。若患者安静时心率超过 120 次/分钟,收缩压超过 180mmHg,不宜锻炼,需卧床休息。若患者经过一天的训练,休息一夜后仍感觉疲劳,脉搏仍高于平日水平,则表示运动量过大,应适当减量。
- 运动后切勿立即进行热水浴,以免导致循环血量进一步集中到外周,从而使血压骤降,甚至诱发心律失常等疾病。保证足够时间的休息和睡眠。
- 在锻炼的过程中家属要帮助患者树立信心,避免指责患者。

● 语言障碍。对于存在语言障碍的患者,居家期间应该加强语言康复训练。

训练方法

- 指导患者进行缩唇、叩齿、卷舌、鼓腮、吹气、咳嗽等训练。口腔操:患者噘嘴、鼓腮、龇牙、叩齿、弹舌等,每个动作做 5~10 次。舌运动:嘴张大,做舌的外伸后缩运动,将舌尖尽量伸出口外,舔上下嘴唇、左右口角,并做舌绕口唇的环绕运动、舌舔上腭的运动。每项运动重复 5 次,2~3 次/天。
- 营造轻松安静的语言交流环境,鼓励家属多与患者交流。鼓励患者通过手势、卡片、唇语、表情等表达自己的意愿,尽量大声说话,克服羞怯心理;指导家属与患者沟通时要有耐心,不催促患者,对于点滴进步要及时给予肯定与表扬。

68 幕下肿瘤如何做康复训练?

(1)行走训练。幕下肿瘤由于中枢神经系统损伤,常导致小脑共济失调,严重影响患者步态、日常生活能力,导致运动的随意性、姿势的稳定性、平衡性、准确性等方面的障碍。临床康复工作中应改善患者运动的姿势,增强稳定性;改善平衡调节,使患者学会小范围的运动。可用 Frenkel 训练法中的站立练习,一般在术后 5 天开始训练。在运动过程中注意保持良好的环境,让患者穿着合适的鞋,避免发生外伤。

训练方法

- 侧走。身体重量在双足间轮流转移。
- 走平行线。将双足分别放在两平行线内侧,在 35cm 宽的平行线之间向前行走,行走 10 步即休息。
- 向前走。每步都踏在绘好足印的地板上,足印应平行且离中线 5cm,进行 1/4 步、1/2 步、3/4 步及一整步的练习。
- 转弯。向左、向右转弯行走。

(2)吞咽功能康复训练。幕下肿瘤术后伴有吞咽困难的患者,应待病情平稳后,及早开始功能康复。

● 颊肌训练。指导患者做吸吮动作,可吸吮筷子、手指,继而做鼓腮、吐气、微笑等动作,以收缩颊部肌肉和口轮匝肌。

● 舌肌训练。护士站于患者右侧,让其主动做伸缩舌、舌左右摆动、舌背抬高运动,并用勺子或压舌板给予阻力。舌运动不灵活的患者,由护士协助或患者自己被动做舌不同方向的运动。

● 咽反射训练。用冰冻后的棉棒刺激软腭、舌根以及咽后壁,反复多次后,嘱患者做吞咽动作,刺激咽反射。

● 呼吸咳嗽训练。嘱患者进行深吸气—憋气—咳出的动作,咳嗽时要用力,以建立排出气管内异物的各种防御反射。

● 摄食训练。对 2 级、3 级吞咽障碍患者以摄食和体位训练为主;对 4 级、5 级吞咽障碍患者均予鼻饲,在鼻饲的基础上经过吞咽基础训练产生一定的吞咽能力后方可进行摄食训练。

训练方法

● 根据病情扶患者坐起或给予床头抬高 45°,头稍向前屈使食管向前弯曲成 60°左右;不能坐起者取健侧卧位,偏瘫侧肩部垫起,辅助者位于患者健侧。这种体位食物不易从口中流出,有利于食团向舌根运送,以减少鼻腔反流及误吸。

● 摄食量先以 3~4mL 开始,然后酌情增加至 1 汤匙(10~20mL),每次进食前清洁口腔。也可每次进食后饮少量含碳酸盐饮料(1~2mL),这样既可以刺激诱发吞咽反射,又能达到去除咽部残留食物的目的,以免食物残留引起误吸。

69 **幕下肿瘤如何做居家护理?**

(1)一般护理指导同幕上肿瘤。

(2)特殊护理指导。

● 康复期应指导患者注意体位活动时避免过猛,头部避免剧烈运动。

● 仍存在步态不稳者应进行平衡功能训练,外出需有人陪同,防止摔伤。

● 听力障碍者选择佩戴助听器,尽量不单独外出,以免发生意外。

●有面瘫的患者，术后半年至一年可有部分恢复，面神经功能3级以上的患者，可选择针灸、理疗等以促进神经功能恢复，避免直接吹风，勿用冷水洗脸，可用温水毛巾热敷面瘫侧2~3次/天，以促进血液循环。眼睑闭合不全者应指导患者减少用眼和户外活动，外出时戴墨镜保护。

温馨提示

采用可调压分流泵的患者，通常术后禁行MRI检查，某些厂家的可调压分流管可以进行MRI检查，但MRI场强不可超过3Tesla，检查后需要再调压。

●脑室-腹腔分流术患者应指导家属坚持每天按压分流泵，保持引流通畅，注意保护切口及分流管走行区域，不可用力过猛，以免分流管损伤。

70 蝶鞍区肿瘤如何做居家护理？

(1)一般护理同幕上肿瘤居家护理。

(2)特殊护理指导。

●经鼻蝶入路患者，嘱其术后避免剧烈咳嗽、用力擤鼻，以防止脑脊液漏。

●告知视力及视野障碍的患者需有人陪伴，以免造成跌倒等意外事件的发生。

●垂体瘤患者需要遵医嘱用药，尤其是激素类药物，切勿擅自停药，以免引起低血糖昏迷、感染性昏迷、低体温性昏迷、水中毒性昏迷、垂体切除术后昏迷和垂体卒中等垂体功能危象。

●颅咽管瘤术后永久性尿崩症的患者需要终身使用去氨加压素或垂体后叶素。应教会患者及家属观察记录尿量的方法，要告知其用药的剂量、方法、时间，不可随意自行减量或停药。去氨加压素常见的不良反应有头痛、疲劳、胃痛、恶心、短暂血压降低、反射性心动过速和面部潮红；少见的不良反应有眩晕，多见于应用剂量过大时。垂体后叶素会有面色苍白、出汗、心悸、胸闷、腹痛、水样腹泻、过敏性休克等副作用。服药期间应注意副作用与不良反应的观察和对症处理。若伴有精神、食欲差或者呕吐应立即到当地医院进行血电解质检查。

● 复查指导。垂体瘤患者应在术后 3 个月、6 个月、12 个月复查垂体区 MRI 以及视力视野，特别是垂体激素水平。颅咽管瘤术后 3 个月复查一次，之后每半年复查一次，至少复查 5 年，每次就诊时携带 CT、MRI 片。

71 曾经住院的患者如何转诊到其他医院？

如果患者曾经在某医院住院，出院时应复印病历及检查报告，这些信息对于后续诊疗都有参考价值。给颅内肿瘤患者会诊，最有价值的资料是头颅 CT 片和磁共振成像片，多数情况下不需要患者在场。曾经手术治疗的患者，最好借病理切片到转诊医院病理会诊。原始资料通常比文字报告更有价值，比如一套磁共振片子，由于医生技术水平的差异，不同的医生可能会有不同的诊断，但诊断报告仅仅是当时写报告医生的个人看法。有的患者为方便，出门看病只带文字报告，不带片子，结果既耽误时间，又要做一些不必要的重复检查。

72 什么是脑肿瘤患者的全程管理？

脑肿瘤尤其是恶性脑肿瘤患者，通常需要经过开颅手术、放疗、化疗、随访、复发后再处理、临终关怀等诸多环节，在医院内相关的专业科室也很多。部分医生"各扫门前雪"，仅仅完成本专业的工作后就让患者自行解决后续诊疗。患者奔波于不同医生、不同科室甚至不同医院间，整个诊疗进程支离破碎，效率低，而且浪费了大量时间和金钱。全程管理是近年来为了改善这种情况而做的

全程管理的意义

全程管理把家庭管理、医疗管理和医院管理衔接在一起，要求神经肿瘤医生对患者更多的关爱，对其他相关专业知识的融会贯通，以及对整个治疗节奏的精准把控。全程管理是优化诊疗流程、高效提供优质医疗服务的最佳选择。

改进。在患者初次就诊并完成相关检查后，不论能否手术，神经肿瘤的经治医生都会为患者的后续诊疗制订一套规范而详尽的计划，主导并参与患者的整个治疗过程。患者从诊疗进程的开始就知晓整个进程的轮廓和主要部分。后续过程中神经肿瘤医生提供"管家式"全程管理，患者也获得了"私人定制"的个性化最佳诊疗方案，且长期的合作使医患双方互信增强，关系更加融洽。

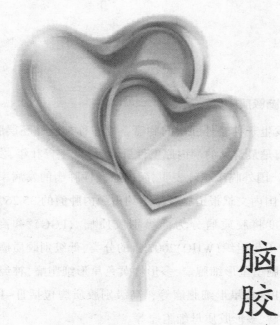

脑胶质瘤

基础疑问

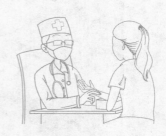

1 什么是脑胶质瘤？

脑胶质瘤是发生于神经外胚层的肿瘤，故亦称神经外胚层肿瘤或神经上皮肿瘤。脑胶质瘤是最常见的颅内原发性肿瘤，好发于青壮年，发病高峰在 5~10 岁或 40~50 岁。国外临床统计表明，颅内原发性肿瘤的发病率为 21/10 万，胶质瘤约占 60%。国内文献报道脑胶质瘤约占颅内肿瘤的 35.26%~60.96%。临床上根据恶性程度将胶质瘤分为低级别胶质瘤（LGG）和高级别胶质瘤（HGG）。依据世界卫生组织(WHO)2007 年的分类，低级别胶质瘤包括Ⅰ~Ⅱ级星形细胞瘤、毛细胞型星形细胞瘤、多形性黄色星形细胞瘤、神经节胶质瘤、少枝胶质瘤及混合性少枝星形细胞瘤等，高级别胶质瘤包括Ⅲ~Ⅳ级星形细胞瘤、少枝胶质细胞瘤、多形胶质母细胞瘤等。

2 脑胶质瘤的发生与哪些因素有关？

引发该病的病因尚不明确，可能与肿瘤起源、遗传变异因素、生化环境、电离辐射、亚硝基化合物、污染的空气、不良的生活习惯、感染等因素有关。

(1)遗传变异因素。遗传在遗传学上指遗传物质从亲代传给子代，而遗传的性状和物种保持相对的稳定性。变异主要是指基因突变、基因重组与染色体变异。在胶质瘤发生、发展中存在较多的变异，例如 p53 基因突变是脑胶质瘤中最常见的基因突变，p53 基因是一种肿瘤抑制基因，被称为基因组守护者。p53 基因发生突变后，可引起一系列癌基因的变化而导致肿瘤的发生。异柠檬酸脱氢酶 IDH1 是三羧酸循环关键酶，其编码基因突变在胶质瘤中发生频率很高，具有胶质瘤特异性。IDH1基因突变可激活细胞缺氧诱导因子1α信号通路，可能是脑胶质瘤发生、发展的重要原因。

化学因素

- 感染。试验表明病毒感染会诱发脑肿瘤，特别是女性在怀孕的时候如果感染病毒的话，胎儿患病的概率很高。
- 电离辐射。长期暴露在有辐射的环境中，如X射线、γ射线、核辐射等，患脑胶质瘤的概率可能会增加。
- 亚硝基化合物。近年来认为致癌物甲基亚硝脲或乙基亚硝脲口服或静注都可致脑胶质瘤。
- 污染的空气。长期工作在有空气污染环境中的劳动者发生脑肿瘤的概率明显增加，其孩子肿瘤发生率也高于其他的孩子。这些职业主要与造纸、磨粉、手工业、印刷、化工、炼油和冶炼等有关，主要是空气中存在着大量的烃类化合物。
- 不良的生活习惯。如偏食某类食物、饮酒、吸烟等，这些因素虽然还没有足够的证据证明与胶质瘤的发生有关，但已经证实与消化道肿瘤和肺部肿瘤等的发生有关。
- 电磁波。有研究证实电磁波对人体是有危害的，长期暴露在有电磁波的环境中，脑肿瘤有增加的趋势。

3 脑胶质瘤的临床表现有哪些？

脑胶质瘤依其病理类型和所在部位不同，其所产生症状的速度也不同。恶性程度高的和后颅窝肿瘤病史多较短，例如，低级别胶质瘤患者的病史往往在几个月甚至一年，而高级别胶质瘤患者的病史往往在几个星期至几个月。肿瘤如有出血或囊肿形成，症状发展进程可加快，有的甚至可类似脑血管病的发展过程。

脑胶质瘤在发病早期通常没有典型的症状。随着肿瘤的不断增大，会表现出颅内压增高和其他一般症状，如头痛、呕吐、视力减退、复视、癫痫发作和精神症状等。另外，脑组织受肿瘤的压迫、浸润、破坏所产生的局部症状，也会造成神经功能缺失。

（1）头痛。大多由于颅内压增高所致。随着肿瘤增长颅内压逐渐增高，压

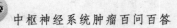

迫、牵扯颅内敏感结构,如血管、硬膜和某些颅神经而产生头痛。初期常为间歇性、搏动性钝痛或胀痛,部位多在额颞部或枕部,以后随着肿瘤增大,头痛加剧,时间延长,可以变成持续性。一侧大脑半球浅在的肿瘤,头痛可主要在患侧。头痛可以是局限性或全头痛,常发生于清晨或起床后空腹时,白天逐渐缓解,严重时可伴有恶心、呕吐,呕吐后头痛可减轻。

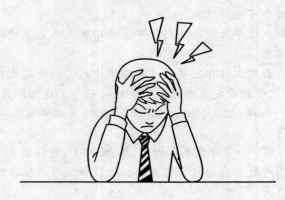

(2)呕吐。也经常是胶质瘤的首发症状,系由于延髓呕吐中枢或迷走神经受刺激所致,多发生在清晨空腹时,呕吐前可有或无恶心,且常伴有剧烈的头痛、头晕,有时呈喷射性。在儿童可由于颅缝分离头痛不显著,后颅窝肿瘤出现呕吐较早且频繁,常为唯一的早期症状,易误诊为胃肠道疾病。

温馨提示

一旦出现阵发性黑矇,视力将迅速下降,要警惕失明的危险,需及早处理。

(3)视盘水肿。是颅内压增高的重要客观体征,幕上肿瘤一般肿瘤侧较重,幕下肿瘤两侧大致相同。额叶底部肿瘤直接压迫同侧视神经引起原发性萎缩,对侧因颅压增高引起视盘水肿。视盘水肿可在较长时间不影响视力,随着视盘水肿的加重,出现生理盲点扩大和视野向心性缩小及视盘继发性萎缩。

(4)癫痫发作。多由于肿瘤的直接刺激或压迫引起,发生率约为30%。一般生长缓慢的低级别胶质瘤,如星形细胞瘤和少突胶质瘤,以癫痫为首发或主要症状。生长快的恶性胶质母细胞瘤癫痫发生率低。

(5)精神症状。有些肿瘤特别是位于额叶者可逐渐出现精神症状,如性格改变,淡漠,言语及活动减少,注意力不集中,记忆力减退,对事物不关心,不知整洁等。

(6)由于肿瘤刺激、压迫或破坏周围脑组织,或颅神经引起的神经系统定位症状。如额叶胶质瘤可引起运动区损害、书写及运动语言中枢损害等;顶叶胶质瘤引起皮质感觉障碍、失用症、失读症和计算力障碍等;颞叶胶质瘤可引起耳鸣和幻听、感觉性或命名性失语、眩晕等。

诊断疑问

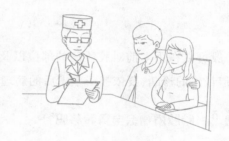

4 如何诊断脑胶质瘤?

脑胶质瘤的诊断,要综合考虑患者的病史、症状、体征、辅助检查以及术后病理等再进行综合考虑和判断。患者有临床症状表现后,就诊时最常做的检查包括头颅 CT 与 MRI。头颅 CT 可以初步判定是否有颅内占位,MRI 在显示肿瘤的部位、性质等方面,要优于 CT 检查。

在 CT 上,胶质瘤往往表现为颅内低信号的病变。低级别胶质瘤一般无瘤周水肿,高级别胶质瘤往往伴有明显瘤周水肿。此外,CT 在发现是否有肿瘤出血以及钙化方面优于磁共振。脑瘤性卒中发生的出血,在 CT 上表现为高信号,提示肿瘤的恶性程度较高。肿瘤伴有钙化的发生,提示肿瘤的病理类型可能为少枝胶质瘤。

低级别胶质瘤在磁共振上往往表现为 T1 低信号、T2 高信号的脑内病变,主要位于白质内,与周围脑组织在影像上往往存在较为清晰的边界,瘤周水肿往往较轻,病变一般不强化。

胶质瘤需与其他病变,例如炎症、缺血等鉴别,有时不是很容易区分。因此,有可能需要做其他的检查,包括 PET、MRS 等检查,进一步了解病变的糖代谢及其他分子代谢情况,从而进行鉴别诊断。此外,对于功能区胶质瘤,为了明确病变与周围脑组织功能的关系,还要进行功能磁共振检查(fMRI)。通过这些检

查,一般可以在手术前对胶质瘤的部位以及恶性程度、级别进行初步的临床判断。但最终的诊断,要依赖于手术后的病理诊断。

5 脑胶质瘤会全身转移吗?

初诊时多以单发病灶为主,少数呈多灶性,一般以局部浸润延伸、跳跃性复发及远处播散三种方式复发,可以经脑脊液播散至整个中枢神经系统,包括脑和脊髓。脑胶质瘤具有原位复发特点,90%的复发肿瘤发生在距原发灶 2cm 的范围之内,在中枢神经系统内远处转移少见,罕见颅外转移。

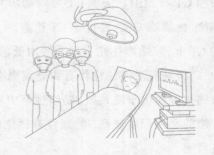

治疗疑问

6 脑胶质瘤的治疗手段有哪些?

脑组织有很重要的功能,胶质瘤手术多难达到大范围的根治性切除,尤其

是在重要功能区和其邻近部位。如发生在丘脑、脑干等大脑重要部位,手术更是难以切除,非常容易复发。胶质瘤对放疗、化疗不甚敏感。化学药物因血脑屏障等因素的影响,疗效也不理想,因此脑胶质瘤至今仍是全身肿瘤中预后最差的肿瘤之一。

目前胶质瘤治疗以手术切除肿瘤为主,结合放疗、化疗等综合治疗方法。临床上初诊高级别胶质瘤的治疗方案是手术+术后替莫唑胺同步放、化疗+替莫唑胺单药化疗(6~12周期)。对于复发性胶质瘤,贝伐珠单抗具有明确疗效,可以显著提高患者的生存质量,延长患者的生存期。但具体的治疗要综合考虑患者的功能状态、对治疗的预期结果

温馨提示

一般都主张综合治疗,即术后配合以放射治疗、化学治疗等,可延缓复发及延长生存期,并应争取做到早期确诊,及时治疗,以提高治疗效果。晚期不但手术困难,危险性大,而且常遗有神经功能缺失。特别是恶性程度高的肿瘤,常于短期内复发。

以及肿瘤所处的部位、恶性程度和级别、分子基因检测等多种因素,进行综合考虑、判断,从而制订个体化治疗方案。

7 胶质瘤能手术根治吗?

对于毛细胞型星形细胞瘤等低级别胶质瘤,手术全切可以取得很好的疗效,甚至治愈。但高级别胶质瘤呈浸润性生长,周围远隔部位仍有散在的胶质瘤,目前认为这类肿瘤是无法单纯外科切除治愈的。临床上所谓的完全切除,通常是指影像学上全切,就是术后MRI等检查已经看不到肿瘤,那些浸润样生长而残留的细胞不足原来的1%。

8 胶质瘤患者手术有意义吗?

肿瘤切除程度是高级别胶质瘤的独立预后因素之一。很多临床数据证实

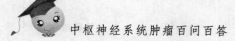

肿瘤全切术与手术后复发间期和生存时间密切相关。切除98%以上肿瘤体积，患者中位生存期为13个月，而低于98%则仅8.8个月，生存获益显著。进一步研究显示，只有切除78%以上的肿瘤，才可以显示生存获益，并且随着切除体积增加而获益增加。一项对21 783个病例的分析结果表明，全切加放疗与次全切加放疗比较，中位生存期分别为11个月比9个月。

9 决定胶质瘤患者是否选择手术的因素包括哪些？

相关因素如患者年龄、行为状态、手术能否减轻占位效应、肿瘤的数目和部位、新诊断还是复发、复发距离前次手术的时间、是否存在其他非肿瘤疾患的可能性、预计的自然史等。

10 胶质瘤手术的原则包括什么？

手术对于胶质瘤治疗具有重大意义，手术切除的总原则是最大范围地安全切除肿瘤，以最低程度的组织和神经功能损伤获得最大程度的肿瘤切除。手术原则是在保存神经功能的前提下尽可能切除肿瘤。早期肿瘤较小者应争取全部切除肿瘤。在额叶前部、颞叶前部或小脑半球的星形细胞瘤、少枝胶质细胞瘤等的低级别胶质瘤，可获得较好的疗效。对于一些低级别胶质瘤，如毛细胞星形细胞瘤，手术的完整切除是可以使患者得到根治以及长期存活的。目前的胶质瘤手术，已经进入了一个微创时代，与过去相比，肿瘤切除更为完全。显微镜应用于脑胶质瘤的切除，可以更加清晰地辨别肿瘤与脑组织的边界，以及周围重要的神经血管等结构，从而能够在安全的情况下，最大化地切除胶质瘤。

温馨提示

近年来出现的常规神经导航和（或）功能神经导航、术中神经电生理监测技术（例如皮质功能定位和皮质下刺激神经传导束定位）和术中MRI实时影像等新技术有助于实现最大范围安全切除肿瘤。

11 胶质瘤手术的目的是什么？

手术的治疗目的主要包括：获得精确的病理诊断，缓解由颅压高和压迫引起的症状，降低肿瘤细胞负荷，为辅助放、化疗创造条件，降低类固醇药物的使用，维持较好的生存状态，延长生存期。

12 胶质瘤手术活检的适应证包括什么？

包括：老年患者（>70岁）和（或）患有严重基础疾病者；术前神经功能状况较差（KPS<70）；优势半球弥漫浸润性生长或侵及双侧半球；位于或邻近功能区皮质、白质深部或脑干部位，临床无法满意切除的病灶；脑胶质瘤病。

13 如何选择胶质瘤活检方法？

活检主要包括立体定向（或导航下）活检和开颅手术活检。立体定向（或导航下）活检适用于位置更加深在的病灶；开颅活检适用于位置浅表或接近功能区皮质的病灶。开颅活检比立体定向活检可以获得更多的肿瘤组织，满足精确诊断的需要。

14 近年来胶质瘤手术有哪些辅助新技术？

（1）手术辅助新技术，尤其是脑功能定位，可以增加患者全切和次全切的比例，减少术后永久性神经功能缺陷的可能。

（2）唤醒手术技术，扩大了在功能区实施手术的指征。

（3）荧光引导显微手术，有助于最大范围地切除肿瘤，如5-氨基乙酰丙酸荧光引导。

（4）针对非功能区或邻近功能区的胶质瘤，脑功能定位技术可以识别与关键脑功能有关的皮层和皮层下结构，尤其是语言，使手术可以按照功能边界进行切除，以实现低级别胶质瘤最大限度地安全切除，包括全切甚至超全切。

15 胶质瘤术后磁共振复查的注意事项包括什么？

脑胶质瘤手术是否全切及切除程度是根据术后72小时之内的磁共振影

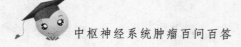
像复查所判定的,并作为判断后续治疗疗效或肿瘤进展的基线。全切的判定是切除了 MRI T1 对比增强信号区,所以需要在 MRI 影像上比较术前和术后的肿瘤体积。尽管高级别胶质瘤术后推荐 72 小时之内的早期影像学复查,但术后 MRI 对比增强的程度和分布还取决于血脑屏

> **温馨提示**
>
> 手术和其他可以导致血脑屏障功能不完善的因素,可以出现类似肿瘤残留的对比增强,有时需要 MRS 和动态对比增强技术加以鉴别。

障的完整性,而不单纯是肿瘤体积的改变。

16 胶质瘤患者术后如何进行放射治疗?

在接受外科手术治疗后,对于高级别胶质瘤患者,往往需要进一步的放疗。对于低级别胶质瘤患者,若存在高危因素(年龄大于 40 岁或手术切除不完全),必须考虑进行放、化疗。放疗包括局部的放疗和立体定向放射外科治疗。对于首次发现的胶质瘤,一般不采用立体定向放疗。局部放疗的最佳选择是三维适形放疗。对于复发胶质瘤患者,特别是处于功能区肿瘤,有时可以考虑进行立体定向放疗。

放射治疗宜在手术后一般状况恢复后尽早进行,一般为术后 3~4 周。照射剂量一般神经胶质瘤给予 5000~6000cGy,在 5~6 周内完成。各种类型的神经瘤对放射治疗的敏感性有所不同。一般认为分化差的肿瘤较分化好的为高。髓母细胞瘤对放疗最为敏感,其次为室管膜瘤,多形性胶质母细胞瘤仅中度敏感,星形细胞瘤、少枝胶质细胞瘤、松果体细胞瘤等更差些。对髓母细胞瘤及室管膜瘤,因易随脑脊液播散,应包括全椎管照射。

17 胶质瘤患者如何进行化学治疗?

化疗在胶质瘤的治疗中发挥着重要作用。化学治疗包括局部化疗和全身化疗。目前临床常用的化疗药物多选择非极性、低分子量的脂溶性制剂,包括

亚硝脲类如尼莫司汀、卡莫司汀、羟基脲等,其他通透性差的如甲氨蝶呤、长春新碱、金属铂类如顺铂等。常用的化疗方案有 PCV 方案、BVM 方案。新药替莫唑胺的临床应用总体有效率比以往的化疗药物都要好,不良反应轻微。替莫唑胺是一种新型的口服二代烷化剂,口服能迅速吸收,有广谱的抗瘤活性剂近100%的生物利用度。同时,替莫唑胺和放疗有协同作用。2007 年 EORTC 宣布了Ⅲ期临床试验长期随访结果,替莫唑胺联合放疗的 2、3、4 年的生存率与单纯放疗相比,分别为 27.2%对 10.9%,16%对 4.4%,12.1%对 3.0%。

国外研究证明,局部化疗对胶质瘤是一种安全有效的治疗方法。局部间质内化疗是化疗药物直接植入瘤床,绕过血脑屏障直接作用于肿瘤细胞,增加局部浓度,同时减少了全身药物用量,降低了毒副作用并减少了给药次数。目前已使用的瘤内化疗方法有两大类,即手术后残留腔内化疗和术后残留腔缓释化疗。

亚硝脲类、替莫唑胺以其高脂溶性和易于透过血脑屏障的特性,长期以来被认为是治疗胶

> **温馨提示**
>
> 常用于间质化疗的药物有卡莫司汀和尼莫司汀,其血浆蛋白结合率低,相对容易透过血脑屏障,能直接破坏肿瘤细胞DNA 并阻止其复制,但半衰期短,对脑组织毒性大,疗效及安全性不理想。

质瘤的有效药物,但其抗药性的产生使其临床有效率不足 30%,成为脑胶质瘤化疗失败的主要原因。甲基鸟嘌呤-甲基转移酶(MGMT)修复亚硝脲类药物及替莫唑胺所造成的 DNA 损伤,是肿瘤细胞对亚硝脲类及替莫唑胺耐药的主要分子机制。MGMT 的表达检测及其启动子甲基化状态检测已成为临床必要检测项目之一。此外,染色体 1p/19q 杂合性缺失、IDH1/2 突变也是预测放、化疗敏感性及预后的重要指标。临床上可根据以上基因表达情况拟定个体化治疗方案。

(1)MGMT 强阳性(++)和阳性(+)表达患者化疗方案。这类患者由于存在由 MGMT 介导的耐药因素,不宜用亚硝脲类药物单药或 TMZ5 天方案化疗。可

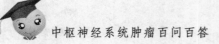

选用不含亚硝脲和 TMZ 的化疗方案,如 VM26+DDP;亚硝脲类药物或 TMZ 联合其他药物化疗,DDP 在亚硝脲类药物或 TMZ 给药前 24 小时给予可降低 MGMT 转录;由于 TMZ 有自身耗竭 MGMT 的作用,可选用 TMZ 剂量密度增强方案。

(2)MGMT 可疑阳性(±)和阴性(−)表达患者化疗方案。这类患者选择化疗药物的范围相对比较广,可结合年龄、卡氏评分、病理级别、肿瘤组织中其他分子指标如 PCNA、PTEN、TOPOII、GST 等的表达,选用替莫唑胺单药、亚硝脲类或与其他药物联合用药方案,也可选用不含亚硝脲类或替莫唑胺方案。

(3)染色体 1p/19q 杂合性缺失的少突胶质瘤患者对化疗敏感,预后好,生存期长,手术后先行 PCV 方案或 TMZ 组成的方案化疗,放疗可推迟,作为复发时的挽救治疗。单 1p LOH 的少突胶质瘤患者也对化疗敏感,但化疗疗效持续时间及生存期相对短,需放、化疗结合治疗,手术后可先行化疗,化疗结束后尽快行放疗。1p/19q 均无 LOH,尤其伴有 PTEN 突变、10q LOH、EGFR 扩增、CDKN2A 缺失和环状强化的患者预后非常差,建议 6 周同期放、化疗,然后序贯周期化疗。

18 口服替莫唑胺的注意事项有哪些?

(1)患者及家属在服药前应明确了解用药注意事项,包括单次药品剂量(一次服药几颗)、服药频率、服药天数、每日服药时间、空腹还是与食物并服等。

(2)若是当次忘记服药则略过一次,依原定时间遵循医师指示正确服药,绝不可一次服用两倍剂量,且要于复诊时告知医生。

(3)若同时有其他疾病,如高血压及糖尿病等,正在服用治疗药品或营养食品等,请务必事先告知医生,避免药品之间及药品与食物的交互作用而影响治疗效果或造成健康的危害。

(4)依医生指示复诊,定期做血液或尿液等检查,并于复诊时详细告知医生患者的身体状况,供医生评估治疗效果、药品毒性或副作用等。

(5)先服用止吐药,再服用口服替莫唑胺,服药 2 小时内发生呕吐症状,当日剂量作废,当日不再服药,原方案结束后追加一天服药。

(6)口服化疗药品为一种生物危害性物质,请勿咀嚼,亦不可压碎锭剂或打开胶囊。拿取时请使用手套或将药品倒入小药杯服用以避免皮肤接触。服药后请洗手,若不小心接触到皮肤,应立即用肥皂及水清洗。

(7)化疗药品应有清楚标志,依照指示存放于适当且幼童无法取得之处,并与其他药品有所区隔以减少污染。未服用完毕之药品应拿回医院回收处理,切勿随意丢弃。

(8)在服用化疗药品的期间直到停药后的5~7天,都应2次按压冲水以彻底洗净患者的排泄物或呕吐物,避免影响其他共用家人及居家环境。

19 胶质瘤患者能做分子靶向药物治疗吗?

用于胶质瘤化疗临床研究的分子靶向药物较多。目前最常用的是靶向血管内皮生长因子(VEGF)的重组人单克隆 IgG1 抗体贝伐单抗(Bevacizumab)。

由于信号传导通路的复杂性以及不同通路之间的交互作用,单一靶向药物治疗恶性胶质瘤作用有限。

> **温馨提示**
>
> 针对多个靶点的药物,或有互补作用的不同靶向药物的联合,靶向药物和细胞毒类药物如替莫唑胺,以及放疗的联合治疗将是提高疗效的关键。

康复疑问

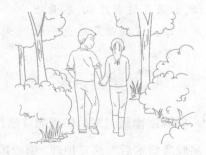

20 手机可引起脑胶质瘤发生吗?

手机是否是引发神经胶质瘤的元凶尚无定论。从临床上看,青壮年神经胶

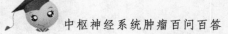

质瘤患者确实在逐年增加,但是否与手机辐射有关,目前尚没有有力证据来证明。随着医学的发展,神经胶质瘤通过CT、MRI就可以诊断,因此,这些年大家觉得患这种病的人越来越多了。手机致癌的言论一出,很多人怀疑自己就是手机用多了,得了神经胶质瘤。神经胶质瘤并非只有头疼一种症状,因其长的位置不同,其症状表现也有所不同。因此,经常头疼的人不要总疑神疑鬼觉得是手机引发的胶质瘤所致。

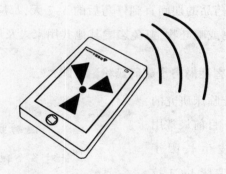

温馨提示

作为一种必备的通讯工具,我们可以尽可能避免与手机直接接触,比如尽量用耳机通话,如果身边有座机,尽量使用座机等,这些都是避免手机辐射的办法。

手机本身会有较强的信号磁场,但用的时间短的话,应该不会有多大影响,如果长时间通话,其辐射对身体的危害远比短时间通话要大。避免辐射,打电话尽量用耳机、座机。人类对人脑的研究还没有达到顶峰,手机磁场对人脑的影响究竟有多大,尚不能给出明确的答案。

21 脑胶质瘤患者术后护理需注意什么?

(1)脑胶质瘤术后发热及护理。脑胶质瘤术后出现发烧、高热,原因可能是手术后发生的中枢性高热,其次是因手术后肺部、泌尿系或颅内感染等造成的感染性高热。由于丘脑下部受损致丘脑功能紊乱,手术后高热呈稽留热,是中枢性高热的表现。用抗生素及解热剂(如阿司匹林等)一般无效,这是因为体温调节中枢受损,解热药难以对其产生影响,所以不产生降温的临床效果,但用氯丙嗪及冷敷会比较有效。严密监测体温变化,采用综合措施,及早、尽快、安全、有效降温。

(2)脑胶质瘤术后意识障碍及护理。意识障碍主要由丘脑下部受损或颅内压增高引起。在观察护理上应密切注意神志的改变,观察患者的表情与姿势,并通过语言刺激,定时唤醒患者进行简单的对话。如无反应则进一步行疼痛刺激,即压迫眶上神经或用手捏胸大肌外侧缘等方法观察患者的反应。

(3)脑胶质瘤术后进食障碍及护理。脑胶质瘤患者因很难正常摄取营养,机体又处于高分解代谢状态,故易发生营养不良。患者在病程3~7天开始,采用鼻饲或深静脉插管的方式提供营养。

温馨提示

鼻饲早期胃管注入混合奶50~100mL,8小时1次,适应后100~200mL,1次/6小时。采用的食物配方为奶粉、新鲜鸡蛋、食盐、麻油及鱼汤、肉汤、米汤、菜汤及新鲜果汁。

22 脑胶质瘤患者的预后相关因素包括哪些?

包括肿瘤病理级别;年龄(≤65岁或>65岁);术前神经功能状况(KPS≥70或<70);肿瘤切除程度(全切除或是部分切除);病灶部位和数量(额叶胶质瘤的预后优于颞叶和顶叶,脑叶胶质瘤的预后优于深部,病灶的部位和数量影响肿瘤的可切除范围);初发或复发(Ⅱ级证据,多个一致性Ⅲ级证据)。高级别胶质瘤的分子病理检测发现1p和19q联合缺失、IDH1或IDH2突变、MGMT启动子甲基化均是良好预后的参考指标。

23 脑胶质瘤的预后怎样?

经过综合治疗后,低级别胶质瘤(WHO Ⅰ~Ⅱ级)患者的中位生存期在8~10年之间;间变胶质瘤(WHO Ⅲ级)患者的中位生存期在3~4年之间;胶质母

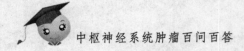

细胞瘤（WHO Ⅳ级）患者的中位生存期在14.6~17个月之间。值得注意的是，对于胶质母细胞瘤患者而言，目前标准化的治疗流程是手术后放疗同步替莫唑胺化疗及后续替莫唑胺化疗，可以使将近10%的患者存活至5年以上；而在替莫唑胺出现之前，手术加放疗，仅有不足2%的患者可以存活5年。胶质瘤很难根治，往往会复发。在肿瘤复发后，根据患者的功能状况，可以考虑再次手术、放疗、化疗等治疗。

饮食、居家护理和康复训练参见46~53页。

脑
膜
瘤

基础疑问

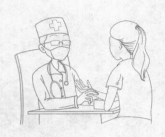

1 什么是脑膜瘤？

脑膜瘤是起源于蛛网膜颗粒的良性肿瘤，好发于大脑半球的圆凸部、矢状窦旁、蝶骨嵴、脑室内等。大多数脑膜瘤生长缓慢，患者本身不易察觉，当出现症状时，肿瘤通常已经很大了。

2 脑膜瘤的发病率有多高？

脑膜瘤是排名第二的原发性颅内肿瘤，仅次于神经胶质瘤。每年的发病率约每 10 万人中有 6 人，任何年龄的人都有可能发生，尤其好发于 30~50 岁的成年人，以女性居多，男女比例约为 1:2。

3 脑膜瘤都是良性肿瘤吗？

依据世界卫生组织的分类，脑膜瘤分为第一级良性、第二级非典型性、第三级恶性共三类。约 90% 的脑膜瘤为良性，另有 10% 为非典型性及恶性脑膜瘤。

温馨提示

除了第一级为良性脑膜瘤之外，第二级及第三级脑膜瘤都是非良性肿瘤，而非良性肿瘤的复发率较良性肿瘤高出很多。

4 脑膜瘤都有哪些症状？

良性脑膜瘤生长缓慢，病程长，其出现早期症状平均为 2.5 年，长者可达 6

年之久。一般来讲,肿瘤体积年增长率为 3.6%,因肿瘤膨胀性生长,患者往往以头痛和癫痫为首发症状。依据肿瘤生长部位不同,可以出现视力模糊、视野、嗅觉或听觉障碍、肢体活动障碍等。老年患者以癫痫为首发症状者多见。

5 为什么会得脑膜瘤?

脑膜瘤的发生可能与一定的内环境改变和基因变异有关,并非单一因素造成,可能与颅脑外伤、放射性照射、病毒感染以及合并双侧前庭神经鞘瘤等因素有关。脑膜瘤的发生还和雌激素有关,这也是少数几种女性多于男性的中枢神经系统肿瘤。

6 脑膜瘤容易发生在哪些部位? 都有什么症状?

(1)异位脑膜瘤。偶见于颅骨板障、额窦、鼻腔头皮下或颈部,系来自异位的蛛网膜组织,并非转移。脑膜瘤有多发性,占 1%~2%,可多达几十个,散在于同一部位,其中一个大的瘤结节,还有小的肿瘤,大如核桃,小如粟粒,幕上脑膜瘤远多于幕下。此外,脑膜瘤可与胶质瘤、神经纤维瘤同时存在于颅内,也可与血管瘤并存。

(2)大脑凸面脑膜瘤。病史一般较长,主要表现为不同程度的头痛、精神障碍、肢体运动障碍及视力与视野的改变。约 60% 的患者半年后可出现颅压增高症状,部分患者可出现局部癫痫、面及手抽搐,大发作不常见。

(3)矢状窦旁脑膜瘤。瘤体生长缓慢。一般患者出现症状时,瘤体多已很大。癫痫是本病的首发症状,为局部或大发作。精神障碍表现为痴呆、情感淡漠或欣快,患者出现性格改变。位于枕叶的矢状窦旁脑膜瘤可出现视野障碍。

(4)蝶骨嵴脑膜瘤。肿瘤起源为前床突,可出现视力下降,甚至失明;向眶内或眶上侵犯,可出现眼球突出、眼球运动障碍、瞳孔散大、癫痫、精神症状、嗅觉障碍等。

(5)鞍结节脑膜瘤。出现视力、视野障碍,80% 以上患者以视力障碍为首发症状;头痛,少数患者可出现嗜睡、记忆力减退、焦虑等精神症状;有的患者可出现内分泌功能障碍,如性欲减退、阳痿、闭经等;亦有患者以嗅觉丧失、癫痫、

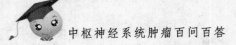

动眼神经麻痹为首发症状就诊。

(6)嗅沟脑膜瘤。早期即有嗅觉逐渐丧失症状,颅内压增高可引起视力障碍,肿瘤影响额叶功能时可有兴奋、幻觉、妄想、迟钝、精神淡漠,少数患者可有癫痫。往往引起同侧视神经萎缩,由于颅内压增高,对侧视神经水肿,成为Foster-kenydy征。

(7)小脑桥脑角膜瘤。此部位肿瘤以前庭神经鞘瘤多见,占70%~80%;脑膜瘤仅占6%~8%;胆脂瘤占4%~5%,临床表现为听力下降、耳鸣、面部麻木、感觉减退等。损害表现为走路不稳、粗大水平震颤、患侧共济失调。

(8)岩骨-斜坡脑膜瘤。常表现为头痛,但往往不被引起注意,Ⅲ~Ⅹ颅神经受损症状明显。

(9)脑室内脑膜瘤。因在脑室内生长,早期神经系统功能损害不明显,就诊时肿瘤多已较大,常表现为头痛、视盘水肿、癫痫、同向性偏盲、对侧肢体偏瘫等。

(10)中颅窝脑膜瘤。表现为三叉神经痛、眼球活动障碍、眼睑下垂、复视、视力下降、同向性偏盲等。

(11)小脑幕脑膜瘤。表现为患侧粗大、水平震颤、共济失调、视野障碍等。

(12)海绵窦旁脑膜瘤。表现为头痛、视力视野改变、眼肌麻痹、三叉神经一、二支分布区域疼痛。

(13)枕骨大孔脑膜瘤。早期表现为颈部疼痛、手和上肢麻木,易被误诊。

(14)眼眶及颅眶沟通脑膜瘤。眼球突出、眼球运动障碍、视力下降等。

7 什么是恶性脑膜瘤?

温馨提示

按照良性脑膜瘤的手术方式进行手术很容易复发,通常需要术后放疗及药物治疗。

脑膜瘤在病理学上分为15种类型,其中9种类型(合计约占患者总数的80%)为良性肿瘤,3种类型(约占总数的15%)为低度恶性肿瘤,还有3种类型为中度恶性肿瘤。恶性脑膜瘤常有生长迅速、周围脑组织水肿严重等恶性肿瘤的特点,容易多次复发,甚至发生颅外转移。恶性脑膜瘤生长快,肿瘤多向四周脑内侵入。

诊断疑问

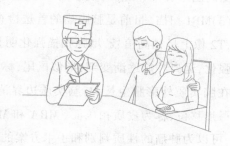

8 怀疑患脑膜瘤需要做哪些检查？

脑膜瘤的确诊有赖于 CT 扫描、MRI、脑血管造影及颅骨 X 线片等,不仅可明确肿瘤的部位、大小、性质,还可了解肿瘤与周围组织的关系及血供情况,为正确判定性质、制订手术方案及安全的手术操作提供可靠依据。

(1)颅骨 X 线片。颅内脑膜瘤需要常规摄颅骨平片,约有 75% 的病例在 X 线片上可以显示颅内肿瘤的征象,而 30%~60% 的病例可根据 X 线片的征象做出脑膜瘤的诊断。颅骨 X 线片的征象,一部分属于颅内肿瘤、颅内压增高的间接征象,如蝶鞍骨质侵蚀与扩大,脑回压迹明显与松果体钙化斑移位;少数情况下,颅缝分离。另一部分是脑膜瘤直接引起的征象,包括肿瘤局部骨质增生与破坏,肿瘤血运增加引起的脑膜动脉沟变宽与增多、肿瘤钙化、局部骨质变薄等,这几点常是脑膜瘤可靠的诊断依据。

(2)CT 扫描。在脑膜瘤的诊断上,CT 扫描已取代同位素脑扫描、气脑和脑室造影。脑膜瘤多为实质性且富于血运,最适合行 CT 检查,其准确性能够发现

温馨提示

CT 血管造影可以显示肿瘤的血液供应情况,CT 三维重建可以很好地观察到脑膜瘤与周边的骨性结构和血管等重要结构的关系。

1cm大小的脑膜瘤。在CT扫描图像上,脑膜瘤有其特殊征象,在颅内显示局限性圆形密度均匀一致的造影剂增强影像,可合并有骨质增生、肿瘤周边出现密度减低的脑水肿带、相应的脑移位,以及脑脊液循环梗阻引起的脑积水征象。

(3)MRI扫描。目前是脑膜瘤的首选检查。在T1像上多与白质相等或略低信号,T2像上呈稍高信号,增强扫描强化明显。肿瘤附着处的邻近脑膜也可见薄层强化,远离肿瘤逐渐变细,形似鼠尾,称为脑膜瘤的硬脑膜"尾"征。因为脑膜瘤在脑实质外膨胀生长,与脑实质边界清楚,向内侧推挤脑皮质,可见脑皮质呈弓形移位,称为皮质扣压征。MRA和MRV作为无创的脑动脉和脑静脉的显像,可以为肿瘤的性质判别和手术方案的设计提供极大的帮助。

(4)脑血管造影。对某些脑膜瘤,脑血管造影仍是必要的,尤其是深部脑膜瘤,因为它的血液供应是多渠道的。只有通过脑血管造影,才能够了解肿瘤的供血来源、肿瘤的血运程度和邻近的血管分布情况。这些对制订手术计划,研究手术入路与手术方法都有重要价值。如果能做选择性的颈外动脉、颈内动脉及椎动脉造影,特别是采用数字减影血管造影技术,则血管改变征象更为清晰而明确。

温馨提示

腰椎穿刺可反映颅内压增高、脑脊液蛋白含量增高的情况,在诊断与鉴别诊断上仍有一定参考意义。

9 脑膜瘤需要与哪些疾病鉴别?

需同脑膜瘤鉴别的肿瘤因部位而异,幕上脑膜瘤应与胶质瘤、转移瘤鉴别;鞍区脑膜瘤应与垂体瘤鉴别;小脑桥脑角膜瘤应与前庭神经鞘瘤鉴别。

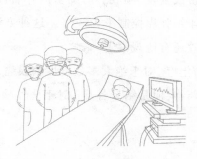

治疗疑问

10 脑膜瘤的治疗方法有哪些？

(1)手术。脑膜瘤是一种潜在的可治愈性肿瘤，外科手术可治愈大多数脑膜瘤。影响手术类型的因素包括部位、术前颅神经损伤情况(后颅凹脑膜瘤)、血管结构、侵袭静脉窦和包裹动脉情况。如患者无症状且全部肿瘤切除有产生难以接受的功能丧失的危险，应选择部分切除。对大脑凸面的脑膜瘤，力争全切肿瘤并要切除受累硬膜以减少复发机会。蝶骨翼内侧、眶、矢状窦、脑室、脑桥小脑角、视神经鞘或斜坡的脑膜瘤可能难以完全切除。对海绵窦脑膜瘤，要考虑有损伤颅神经和颈内动脉的风险，外科治疗要求高，一般采取立体定向放射治疗。手术能逆转大多数神经系统体征。

(2)介入栓塞疗法。包括物理性栓塞和化学性栓塞两种，前者阻塞肿瘤供血动脉和促使血栓形成，后者则作用于血管壁内皮细胞，诱发血栓形成，从而达到减少脑膜瘤血供的目的。两种方法均作为术前的辅助疗法，且只限于颈外动脉供血为主的脑膜瘤。

(3)放射治疗。

可作为血供丰富的脑膜瘤术前的辅助治疗，适用于以下情况

- 肿瘤的供血动脉分支不呈放射状，而是在瘤内有许多小螺旋状或粗糙的不规则的分支形成。
- 肿瘤以脑实质动脉供血为主。
- 肿瘤局部骨质破坏而无骨质增生，术前放射剂量一般为40Gy 1个疗程，在照射对头皮的影响消退后即可施行手术。
- 恶性脑膜瘤和非典型脑膜瘤术后的辅助治疗，可延缓复发。

(4)立体定向放射外科。包括射波刀、伽马刀、χ刀和粒子刀。适用于术后

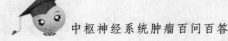

肿瘤残留或复发、颅底和海绵窦内肿瘤,以肿瘤最大直径≤3cm为宜。伽马刀治疗后4年肿瘤控制率为89%。这种方法的优点是安全、无手术的风险,但是长期疗效还有待观察。

(5)化疗。对于绝大多数良性脑膜瘤,药物治疗效果不明显。曾经使用过抗孕激素药物,但是结果各异。对于恶性脑膜瘤,尤其是脑膜肉瘤可以考虑化疗。

康复疑问

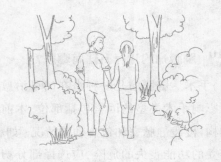

11 脑膜瘤的预后怎么样?

温馨提示

脑膜瘤术后复发率常在13%~40%之间,因此即使是Simpson Ⅰ级手术根治的患者经10~20年的随访仍有较高的复发率,因此术后患者应定期行影像学检查。

脑膜瘤多数为良性,如能根治则预后良好。因其为生长在脑组织之外,术后多数患者生存质量良好,能恢复工作及正常生活。但位于蝶骨嵴内侧、海绵窦内、斜坡等手术困难部位者预后较差,手术死亡率高,术后后遗症多,生存质量差。

饮食、居家护理和康复训练参见46~53页。

垂体瘤

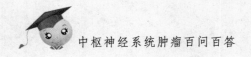

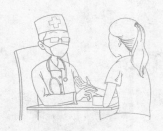

基础疑问

1 垂体瘤是什么病？

垂体瘤是一组从垂体前叶和后叶及颅咽管上皮残余细胞发生的肿瘤。临床上有明显症状者约占颅内肿瘤的10%。男性略多于女性。垂体瘤通常发生于青壮年时期，常常会影响患者的生长发育、生育功能、学习和工作能力。

临床表现
● 头痛。
● 视力、视野障碍。
● 肿瘤压迫邻近组织引起的其他相应症状。
● 功能性垂体瘤的相应症状体征。

2 为什么会得垂体瘤？

目前病因尚不清楚，可能的诱因有遗传因素、物理和化学因素以及生物因素等。

3 垂体瘤怎样分类？

根据激素分泌类型分为功能性垂体瘤(包括催乳素腺瘤、生长激素腺瘤、促甲状腺激素腺瘤、促肾上腺皮质激素腺瘤、促性腺激素腺瘤及混合性垂体瘤)和无功能性垂体瘤。

根据肿瘤大小分为微腺瘤(直径<1cm)、大腺瘤(直径为1~3cm)和巨大腺瘤(直径>3cm)。

结合影像学分类、术中所见和病理学分为侵袭性垂体瘤和非侵袭性垂体瘤。

4 **垂体瘤是良性的还是恶性的？**

垂体瘤的发生率非常高，所有的都是良性的。但垂体腺癌，是恶性的，它可以发生转移，但发生率非常低。垂体瘤是不会恶变的。

5 **出现哪些症状要考虑到垂体瘤呢？**

脑垂体为重要的内分泌器官，分泌多种激素。垂体瘤可以造成异常激素增高或减少的内分泌症状。垂体瘤如果体积增大压迫周围组织，可能会造成相应的神经功能障碍。

不同种类垂体瘤的内分泌表现。

(1)生长激素细胞腺瘤。早期仅数毫米大小，主要表现为分泌生长激素过多。

(2)催乳素细胞腺瘤。主要表现为闭经、溢乳、不育，重者腋毛脱落、皮肤苍白细腻、皮下脂肪增多，还有乏力、易倦、嗜睡、头痛、性功能减退等。

> **温馨提示**
>
> 男性表现为性欲减退、阳痿、乳腺增生、胡须稀少，重者生殖器官萎缩、精子数目减少、不育等，男性女性变者不多。

(3)促肾上腺皮质激素细胞腺瘤。临床表现为身体向心性肥胖、满月脸、水牛背、多血质、腹部及大腿部皮肤有紫纹、毳毛增多等。重者闭经、性欲减退、全身乏力，甚至卧床不起。有的患者并有高血压、糖尿病等。

(4)甲状腺刺激素细胞瘤。少见。由于垂体甲状腺刺激素分泌过盛，引起甲亢症状，在垂体瘤摘除后甲亢症状即消失。另有甲状腺功能低下反馈引起垂体腺发生局灶增生，渐渐发展成垂体瘤，长大后也可引起蝶鞍扩大、附近组织受压迫的症状。

(5)滤泡刺激素细胞腺瘤。非常少见，只有个别报道。临床有性功能减退、闭经、不育、精子数目减少等症状。

(6)黑色素刺激素细胞腺瘤。非常少见，只有个别报道。患者皮肤黑色素沉

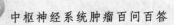

着,不伴皮质醇增多。

(7)内分泌功能不活跃腺瘤。早期患者感觉不到肿瘤长大,但压迫垂体可致垂体功能不足。

垂体瘤局部压迫症状多见于大腺瘤。最常见的局部压迫症状是头痛和视野缺损,外上象限首先受影响,红视野最先表现出来。以后病变增大,压迫较重,则白视野也受影响,渐渐缺损可扩大至双颞侧致偏盲。如果未及时治疗,视野缺损可再扩大,并且视力也有减退,以致全盲。如果肿瘤偏于一侧,可致单眼偏盲或失明。若肿瘤向两侧生长,可包绕海绵窦,影响第Ⅲ、Ⅳ、Ⅵ对脑神经及第Ⅴ对脑神经眼支功能,引起眼睑下垂、瞳孔对光反射消失、复视、眼球运动障碍、面部疼痛等。若肿瘤破坏蝶窦或筛窦骨质还可出现脑脊液漏。大腺瘤压迫正常垂体组织还可引起其他垂体前叶功能受损的表现,如甲状腺功能减退或肾上腺皮质功能减退等。

温馨提示

如果垂体瘤向后上生长则压迫垂体柄或下丘脑;如果肿瘤穿过鞍隔再向上生长至额叶腹侧部,有时会出现精神症状;如果肿瘤向后上生长阻塞第3脑室前部和室间孔,则出现头痛、呕吐等颅内压增高症状;如果肿瘤向后生长,可压迫脑干致昏迷、瘫痪或去大脑强直等。

6 会不会有人得了垂体腺瘤,但是没有表现出什么症状呢?

非分泌性的小垂体瘤临床上没有症状,它的发生率比我们想象的要高得多,这些腺瘤大多生长速度缓慢,甚至长期稳定。

诊断疑问

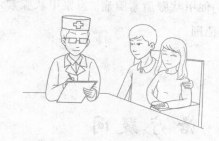

7 **怀疑垂体瘤需要做哪些检查?**

像绝大多数脑肿瘤一样,垂体瘤需要进行影像学检查。CT扫描仅对大型垂体瘤有诊断价值,微小垂体瘤容易漏诊,不能作为诊断垂体瘤的主要工具。MRI检查是诊断垂体瘤最重要的工具,可以清楚地显示肿瘤的大小、形态、位置、与周围结构的关系。即使直径2~3mm的肿瘤也可以显示。但还有部分肿瘤的信号与周围正常垂体组织近似,两者难以区分,还需要结合临床表现和内分泌检查进行诊断。

(1)催乳素腺瘤。催乳素>150μg/L,并排除其他特殊原因引起的高催乳素血症。血清催乳素<150μg/L,须结合具体情况谨慎诊断。

(2)生长激素腺瘤。不建议用单纯随机生长激素水平诊断,应行葡萄糖生长激素抑制试验。如果负荷后血清生长激素谷值<1.0μg/L,可以排除垂体生长激素腺瘤。同时需要测定血清类胰岛素因子(IGF-1)。当患者血清IGF-1水平高于与年龄和性别相匹配的正常值范围时,判断为异常。

(3)库欣病。血皮质醇昼夜节律消失、促肾上腺皮质激素(ACTH)正常或轻度升高、24小时尿游离皮质醇(UFC)升高。库欣病患者经典小剂量地塞米松抑制实验(LDDST)不能被抑制,

温馨提示

必要时进行岩下窦静脉取血测定ACTH水平,有助于提高库欣病和异位ACTH综合征的鉴别诊断。

大剂量地塞米松抑制实验(HDDST)能被抑制。

(4)促甲状腺激素腺瘤。血浆甲状腺素水平升高,TSH 水平多数增高,少数在正常范围。

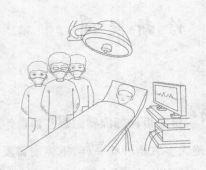

治疗疑问

8 垂体瘤都需要治疗吗?

垂体肿瘤的大小、类型与治疗关系密切。垂体无功能微腺瘤是不需要治疗的。若在随诊的过程中出现相应的临床症状,如内分泌紊乱,或者肿瘤生长速度加快,体积增大压迫了周围的组织(造成视野缺损等),就应该考虑治疗。

9 垂体瘤的治疗策略是什么?

垂体瘤的治疗策略主要包括药物、手术、放疗及观察。对于瘤体小的无功能腺瘤,患者没有任何症状,长期人瘤共存是可以接受的,治疗策略就是定期复查静观其变,如发现肿瘤生长速度较快应积极治疗。治疗要根据肿瘤相关的内分泌症状及肿瘤大小两个方面来决定。一般来讲,如果肿瘤体积大产生压迫症状,已经压迫到视神经了,治疗的主要手段就是手术,尤其垂体瘤卒中出血时体积迅速增大使视力急剧减退,需要急症手术以挽救视力。如果有内分泌紊乱,无论是激素过高

温馨提示

如果患者需要尽快解除肿瘤压迫、恢复异常激素水平引发的严重临床症状,不适宜首选任何形式的放射治疗。

还是不足,都需要通过药物治疗来改善患者的生存状态。对于一部分异常分泌激素的肿瘤,尤其是泌乳素腺瘤和生长激素腺瘤,药物还具有抑制肿瘤生长、缩小肿瘤体积的作用。泌乳素腺瘤的首选治疗是药物而非手术,即使是体积很大的泌乳素腺瘤,甚至已经出现慢性的视力损害,也是如此。放射治疗是垂体瘤的辅助治疗手段。小型的、与视神经有一定间隔的或累及海绵窦的垂体瘤,更适宜选择一次性的立体定向放射外科治疗。

10 催乳素垂体腺瘤的特点?

催乳素(PRL)腺瘤是最常见的功能性垂体瘤,约占成人垂体功能性腺瘤的 40%~45%,以 20~50 岁的女性患者多见,成人患者男女比例约为 1:10。与其他种类的垂体腺瘤不同,垂体催乳素腺瘤手术并不作为首选治疗方法。多巴胺受体激动剂可以使大多数的垂体催乳素腺瘤患者 PRL 下降,国内外均作为首选的治疗方法。不当的治疗会对患者造成灾难性的影响。规范化的诊断和治疗垂体催乳素腺瘤对恢复和维持正常腺垂体功能、预防肿瘤复发等具有重要的意义。

11 垂体瘤有哪些手术治疗方式? 各有什么优缺点?

经鼻蝶入路:创伤小、出血少、术后恢复快、痛苦小、住院时间短、对美容影响小,是目前临床上切除垂体瘤的最常见手术方式。

经鼻蝶入路的适应证

- 存在症状的垂体瘤卒中。
- 垂体瘤的占位效应引起压迫症状。可表现为视神经、动眼神经等邻近脑神经等受压症状以及垂体受压引起的垂体功能低下,排除催乳素腺瘤后应首选手术治疗。
- 难以耐受药物不良反应或对药物治疗产生抵抗的催乳素腺瘤及其他高分泌功能的垂体瘤(主要为 ACTH 瘤、GH 瘤)。
- 垂体部分切除和(或)病变活体组织检查术。垂体部起源且存在严重内分泌功能表现(尤其是垂体性 ACTH 明显增高)的病变可行垂体探查或部分切除手术;垂体部病变术前不能判断性质但需治疗者,可行活体组织检查以明确其性质。

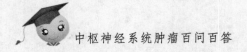
● 经鼻蝶手术的选择还需考虑到以下几个因素:瘤体的高度;病变形状;瘤体的质地与血供情况;鞍隔面是否光滑完整;颅内及海绵窦侵袭的范围大小;鼻窦发育与鼻腔病理情况;患者全身状况及手术意愿。

　　经神经内镜垂体瘤切除术,是近年来发展应用的一种手术方式。神经内镜通过改进照明及放大设备,能提供蝶鞍及蝶鞍上区的极佳视野,发现手术显微镜"死角"无法观测到的结构,使显微手术的范围扩大,便于更彻底地切除肿瘤和保存垂体功能,避免神经血管损伤,使患者更快痊愈。

　　垂体激素病理性分泌亢进导致系统功能严重障碍或者垂体功能低下导致患者全身状况不佳为手术相对禁忌证,应在积极改善患者的全身状况后手术。

其他禁忌证

● 活动性颅内或者鼻腔、蝶窦感染,可待感染控制后再手术。
● 全身状况差不能耐受手术,病变主要位于鞍上或呈"哑铃形"。
● 残余或复发肿瘤无明显症状且手术难以全部切除者。

　　经颅手术:适用于不能行经蝶窦入路手术的较大垂体瘤。手术目的主要是解除肿瘤组织对视神经及视交叉的压迫,以挽救患者的视力,同时解除对其他组织的压迫。根据肿瘤的大小、生长方向及和周围神经及组织的关系,可选择经额、经颞或经翼点入路。

12 术后视力及视野恢复受哪些因素影响?

　　(1)术前视神经受损程度。如术前已严重受损则术后恢复较差。

　　(2)视神经受压迫的时间和程度。一般一年以内效果较好,2年以上恢复很困难。

　　(3)视神经萎缩程度。

13 影响肿瘤全切的因素有哪些?

　　(1)肿瘤发展阶段及大小。

　　(2)肿瘤质地。绝大多数肿瘤质地较软,术中较易吸除;极少数肿瘤质地较硬,难以全切。术前长期服用溴隐停者,有部分患者肿瘤可纤维化,不易切除。

　　(3)肿瘤体积较大、侵犯硬膜者。

(4)垂体瘤并无包膜,有时肿瘤和正常垂体组织并无界线,肿瘤细胞可长入垂体组织中。

14 术后常见并发症有哪些?

脑脊液鼻漏,脑膜炎,尿崩,海绵窦、颈内动脉与颅神经损伤后出现的并发症,垂体功能低下,蝶窦及鼻腔并发症,鼻中隔穿孔,下丘脑受损,视神经受损,鞍内血肿,垂体危象,癫痫,精神症状,迟发性低钠血症,高渗性非酮症糖尿病昏迷等。GH腺瘤术后可并发甲状腺危象、急性心力衰竭、卒中等。

15 垂体瘤手术疗效如何评估?

(1)生长激素腺瘤。随机生长激素水平<1μg/L,IGF-I水平降至与性别、年龄相匹配正常范围为治愈标准。

(2)PRL腺瘤。没有多巴胺受体激动剂等治疗情况下,女性PRL<20μg/L,男性PRL<15μg/L,术后第1天PRL<10μg/L提示预后良好。

(3)ACTH腺瘤。术后2天内血皮质醇<20μg/L,24小时尿游离皮质醇和ACTH水平在正常范围或低于正常水平(UFC)。

(4)TSH腺瘤。术后2天内TSH、游离T3和游离T4水平降至正常。

(5)促性腺激素腺瘤。术后2天内FSH和LH水平降至正常。

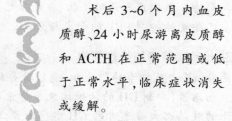

温馨提示

术后3~6个月内血皮质醇、24小时尿游离皮质醇和ACTH在正常范围或低于正常水平,临床症状消失或缓解。

(6)无功能腺瘤。术后3~6个月MRI检查无肿瘤残留。对于功能性腺瘤,术后激素水平恢复正常持续6个月以上为治愈基线;术后3~4个月进行首次MRI检查,之后根据激素水平和病情需要3~6个月复查一次,达到治愈标准时MRI检查可每年复查1次。

16 什么样的垂体瘤患者需要药物治疗?

(1)病理学证实为催乳素腺瘤或催乳素为主的混合性腺瘤,如术后PRL水

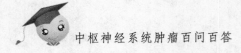

平仍高于正常值,且伴有相应症状者,需要接受多巴胺受体激动剂治疗。

(2)生长激素腺瘤术后生长激素水平或 IGF-I 水平仍未缓解者,且 MRI 提示肿瘤残留(尤其是残留肿瘤位于海绵窦者),可以接受生长抑素类似物治疗,对伴有 PRL 阳性的混合腺瘤,也可以尝试接受多巴胺激动剂治疗。

(3)ACTH 腺瘤如术后未缓解者,可选用生长抑素类似物或针对高皮质醇血症的药物治疗。

17 哪些药物可以用来治疗垂体瘤?

垂体泌乳素腺瘤的治疗药物

- 溴隐亭。该药是一种部分合成的麦角生物碱溴化物,为多巴胺促效剂。对女性患者,服药后 2 周溢乳可改善,服药约 2 个月后月经可恢复,并且 90% 停经前妇女可恢复排卵及受孕。男性患者服药后数周性功能恢复,3 个月后血睾酮浓度增加,1 年内恢复正常,精子数亦可恢复。可使 60% 的肿瘤缩小,使患者头痛减轻、视野改善。
- 喹高利特。商品名"诺果亭",是一种新型非麦角类长效多巴胺 D2 受体选择性激动药,对 PRL 的抑制作用是溴隐亭的 35 倍,消化道不良反应少。药物半衰期为 11~12 小时,故多数患者每天仅需服药 1 次。
- 培高利特。系国产麦角衍生物,亦是多巴胺激动药,能作用于 PRL 细胞膜内多巴胺受体抑制 PRL 的合成与分泌。

垂体生长激素腺瘤的治疗药物

- 奥曲肽。是生长抑素的衍生物,能较特异地抑制 GH,且较生长抑素有更强的生物活性(抑制 GH 的活性比生长抑素高 102 倍)。该药治疗后可使 2/3 以上的肢端肥大症患者的 GH 水平降至正常,20%~50% 的患者肿瘤缩小,同时对 TSH 分泌腺瘤和促性腺素瘤亦有治疗作用。
- BIM23014(BIM-LA)。是一种新长效型(缓慢释放)生长抑素类似物,可避免重复注射或持续给药的不便,每 2 周注射 1 次。
- 溴隐亭。对肢端肥大者亦有治疗作用。据报道,治疗后 GH 水平降低者占 2/3,但降至正常者仅 20%,且治疗剂量较高 PRL 血症者明显为大,每天用量常达 15~50mg。
- 其他药物。赛庚啶可直接抑制 GH 的分泌,有一定疗效。雌二醇作用于周围靶组织,对 GH 起拮抗作用,使症状减轻。另有醋酸甲地孕酮(甲地孕酮)、氯丙嗪、左旋多巴等。

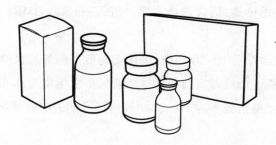

许多药物已被用于治疗库欣病,包括 5-羟色胺拮抗药赛庚啶、利他赛宁、多巴胺激动药溴隐亭和肾上腺功能抑制剂或毒性剂,如酮康唑、米托坦(密妥坦)、美替拉酮(甲吡酮)、氨鲁米特等。

促肾上腺皮质激素瘤的治疗药物

- 赛庚啶。可抑制血清素刺激 CRH 释放,使 ACTH 水平降低。每天剂量 24mg,分 3~4 次给予,疗程为 3~6 个月,缓解率可达 40%~60%。对纳尔逊综合征也有效,但停药后症状复发。适用于重患者的术前准备及术后皮质醇仍增高者。
- 利他赛宁。新型长效 5-羟色胺拮抗药,每天 10~15mg,连服 1 个月左右,效果较好且无明显不良反应,但停药后症状往往复发。
- 酮康唑。作为临床应用的抗真菌药,能通过抑制肾上腺细胞色素 P-450 所依赖的线粒体酶而阻滞类固醇合成,并能减弱皮质醇对 ACTH 的反应。每天剂量为 400~800mg,分 3 次服用,疗程数周到半年,较严重的不良反应是肝脏损害。

18 **垂体瘤患者在什么情况下需要进行放射治疗?**

(1)手术后残留或复发者。

(2)侵袭性生长或恶性者。

(3)催乳素腺瘤药物无效或患者不能耐受不良反应者,以及不能或不愿接受手术治疗者。

(4)有生长趋势或累及海绵窦的小型无功能腺瘤可首选 SRS。

(5)因其他疾患不适宜接受手术或药物治疗者;体积大的侵袭性、手术后

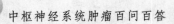
反复复发或恶性垂体瘤,适合选择放疗,包括调强放疗(IMRT)、影像引导的放疗(IGRT)等。

常规放疗在治疗后 10~20 年中,垂体功能低下的累加风险可超过 50%,甚至有 100% 的报道。伽马刀后新的垂体功能低下发生率为 0~33%,发生高峰为 4~5 年。对视神经损伤概率为 1%~2%。放疗后远期的脑血管病、神经认知障碍不可忽视。

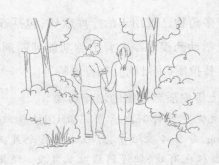

康复疑问

19 垂体瘤的长期随诊需要注意什么?

术后第 6~12 周进行垂体激素及相关检测,以评估垂体及各靶腺功能。对于有垂体功能紊乱的患者给予相应的激素替代治疗,对于有并发症的患者随诊相应的检查项目。术后 3 个月复查垂体 MRI,评估术后影像学变化,同时记录患者症状和体征的变化。

患者病情平稳后,可每 3 个月评估垂体及各靶腺功能,根据随诊结果,调整激素替代治疗。有些患者需要终身激素替代治疗。根据术后 3 个月随访结果,在术后 6 个月选择性复查垂体激素水平和垂体 MRI 等相关检查。对于控制良好的患者,术后

温馨提示

对于垂体功能紊乱,需激素替代治疗的患者,应每月随访其症状、体征变化及激素水平,记录其变化,及时调整替代治疗。

每年复查垂体激素及相关检查,根据患者病情控制程度复查垂体 MRI;对有并发症的患者应每年进行 1 次并发症的评估。术后 5 年以后适当延长随访间隔时间,推荐终身随诊。

20 垂体催乳素腺瘤患者的妊娠相关处理是什么?

基本的原则是将胎儿对药物的暴露限制在尽可能少的时间内。溴隐亭对胎儿安全性较高,垂体催乳素腺瘤妇女应用溴隐亭治疗,怀孕后自发流产、胎死宫内、胎儿畸形等发生率与正常妇女妊娠的产科异常相近;催乳素微腺瘤患者怀孕后瘤体较少增长,而大腺瘤患者怀孕后瘤体增长可能性达 25%以上。

温馨提示

正常人怀孕后 PRL 水平逐渐升高,但最高不超过 300~400μg/L。对孕前垂体催乳素腺瘤的患者主要应注意临床表现,如出现视野缺损、头痛、视力下降、视野缺损或海绵窦综合征、肿瘤卒中,应立即加用溴隐亭,若 1 周内不见好转,应考虑手术治疗并尽早终止妊娠(妊娠接近足月时)。

在妊娠前有微腺瘤的患者,催乳素水平降至正常,恢复规律月经后可以妊娠。但由于维持黄体功能的需要,应在孕 12 周后停药;对于有生育要求的大腺瘤妇女,需在溴隐亭治疗腺瘤缩小后方可妊娠,妊娠期间,推荐全程用药。

21 垂体催乳素腺瘤患者哺乳期能用药吗?

没有证据支持哺乳会刺激肿瘤生长。对于有哺乳意愿的妇女,除非妊娠诱导的肿瘤生长需要治疗,一般要到患者想结束哺乳时再使用多巴胺受体激动剂。

如何对垂体催乳素腺瘤患者的不孕不育进行治疗?

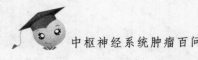

(1)女性催乳素腺瘤患者的不孕不育相关治疗。

● 药物治疗催乳素水平正常后仍无排卵者。可采用氯米芬或来曲唑等口服促排卵药物促排卵,但应注意口服促排卵药只适用于下丘脑-垂体轴有一定功能的患者,即单用孕激素可以有撤退出血者,垂体大腺瘤或手术破坏垂体组织较严重者无效。

● 低促性腺激素者的促性激素促排卵。垂体瘤压迫或术后腺垂体组织遭破坏、功能受损而导致低促性腺激素性闭经的患者,可用外源性人促性腺激素(Gn)促排卵。Gn 分为人垂体促性腺激素和人绒毛膜促性腺激素(hCG)。人垂体促性腺素又分为促卵泡激素(FSH)和黄体生成素(LH)。不育治疗时,可采用绝经期促性腺激素(HMG)促进卵泡成熟后以 hCG 诱发排卵。

(2)男性催乳素腺瘤患者不育的相关治疗。

垂体催乳素腺瘤经药物治疗,血 PRL 水平降到正常后,男性下丘脑-垂体-性腺轴的功能异常一般可以恢复正常,勃起功能障碍和性欲低下明显改善,生精能力也逐渐恢复。

温馨提示

部分患者因垂体瘤压迫或手术损伤导致促性腺激素细胞功能障碍,在血清 PRL 水平下降后睾酮水平仍不能恢复正常,应该同时进行雄激素补充治疗以恢复和保持男性第二性征或用促性腺激素治疗恢复生育功能。

饮食、居家护理和康复训练参见 46~50 页。

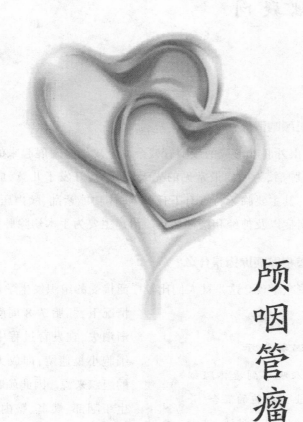

颅咽管瘤

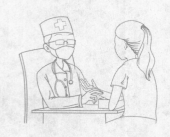

基础疑问

1 什么是颅咽管瘤？

颅咽管瘤是由外胚叶形成的颅咽管残余的上皮细胞发展起来的一种常见的胚胎残余组织肿瘤，为颅内最常见的先天性肿瘤，好发于儿童，成年人较少见，好发于鞍上。其主要临床特点有下丘脑-垂体功能紊乱、颅内压增高、视力及视野障碍、尿崩症以及神经和精神症状。治疗主要为手术切除肿瘤。

2 颅咽管瘤发病原因是什么？

(1)先天性剩余学说。这是被人们比较广泛接受的组织发生学说。在正常情况下，胚胎7~8周颅咽管即逐渐消失，在发育过程中常有上皮细胞小巢遗留，即成为颅咽管瘤的组织来源。因此颅咽管瘤可发生于咽部、蝶窦、鞍内、鞍上及第三脑室，有的可侵入颅后窝。

(2)鳞状上皮化生学说。有学者认为，鳞状上皮细胞巢是垂体细胞化生的产物，而不是胚胎残留。

> **温馨提示**
>
> 还有人观察到垂体腺细胞和鳞状上皮细胞的混合，并且见到二者之间有过渡，这一发现也支持化生学说。

3 颅咽管瘤是良性还是恶性？

颅咽管瘤是一种良性肿瘤。但由于肿瘤包膜经常会与邻近的重要组织结构粘连紧密,手术容易残留包膜,导致术后复发率较高。

❹ 出现哪些症状应怀疑颅咽管瘤?

本病可发生在任何年龄,但大部分病例发生在 15 岁以下。大多数颅咽管瘤呈间歇性生长,故总体上看肿瘤生长较慢,其症状发展也慢;少数颅咽管瘤生长快速,其病情进展亦较快。其临床表现包括以下几个方面:肿瘤占位效应及阻塞室间孔引起的高颅压表现;肿瘤压迫视交叉、视神经引起的视力障碍;肿瘤压迫下丘脑、垂体引起的下丘脑–垂体功能障碍;肿瘤侵及其他脑组织引起的神经、精神症状。各种症状在儿童及青年患者与成人患者的发生率略有不同,前者首发症状以颅内高压多见,后者以视神经压迫症状多见,所有患者均有可能产生内分泌改变,但成人发现较早。

(1)颅内压增高。多因肿瘤阻塞室间孔引起梗阻性脑积水所致,巨大肿瘤本身的占位效应也是颅内压增高的原因之一。表现为头痛、呕吐、视盘水肿或继发性视神经萎缩。

(2)视力、视野障碍。肿瘤压迫视交叉可有视神经原发性萎缩及双颞侧偏盲;颅内压增高时可引起视盘水肿,晚期可见视神经继发性萎缩、视野向心性缩小。少数肿瘤向前颅窝发展出现 Foster-Kennedy 综合征。

(3)内分泌紊乱。因压迫腺垂体使其分泌的生长激素、促甲状腺激素、促肾上腺皮质激素及促性腺激素明显减少。表现为生长发育迟缓、皮肤干燥及第二性征不发育等。

温馨提示

因压迫下视丘可有嗜睡、尿崩症、脂肪代谢障碍(多为向心性肥胖,少数可高度营养不良而呈恶病质)、体温调节障碍(体温低于正常者多)等。

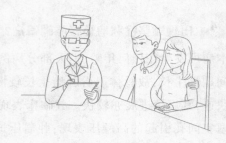

诊断疑问

5 怀疑颅咽管瘤应该做哪些检查？

普通实验室检查即可。内分泌功能检查中，多数患者可出现糖耐量曲线低平或下降延迟，血 T3、T4、FSH、LH、GH 等各种激素下降。少数表现为腺垂体功能亢进，大多数表现为程度不等的腺垂体及相应靶腺功能减退。

具体检查

- 生长激素(GH)测定和 GH 兴奋试验。颅咽管瘤患者血清 GH 值降低，且对胰岛素低血糖、精氨酸、左旋多巴等兴奋试验，无明显升高反应。
- 促性腺激素(GnH)、尿促卵泡素(FSH)、黄体生成素(LH)测定和 GnH 兴奋试验。颅咽管瘤患者血清 FSH、LH 水平降低，且对促性腺激素释放激素(常用的为 LH-RH)兴奋试验无明显升高反应，提示肿瘤侵及下丘脑-垂体区。
- 泌乳素(PRL)测定患者血清 PRL 水平可升高。可能由于肿瘤阻断泌乳素释放抑制激素(PIH)进入垂体，使 PRL 分泌和释放增加。
- 血清学检查。促肾上腺皮质激素 ACTH、促甲状腺激素 TSH 测定。当肿瘤严重压迫垂体组织而萎缩时，患者血清 ACTH、TSH 均降低。
- 抗利尿激素(ADH)测定。颅咽管瘤患者血清 ADH 常降低。
- CT 检查。CT 扫描显示为鞍区占位性病变，且可以观察肿瘤有无钙化。
- MRI 检查。多数颅咽管瘤囊性部分所含的物质呈短 T1 与长 T2，但也可呈长 T1 与长 T2 像，即 T1 加权像上呈低信号，T2 加权像上呈高信号；若为实质性颅咽管瘤，则呈长 T1 与长 T2。钙化斑呈低信号区。

CT 和 MRI 检查对诊断具有重要意义。此 2 项检查可显示肿瘤的位置、大小、有无囊变、肿瘤对邻近脑组织的侵袭情况、是否有脑积水存在。一般来说，

MRI 在显示肿瘤的结构及其与邻近脑组织(如视交叉)的关系方面优先于 CT，但不能像 CT 那样显示钙化灶。

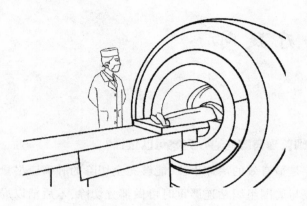

6 颅咽管瘤易误诊为垂体瘤吗？

颅咽管瘤与垂体瘤均可生长在鞍内、鞍旁或鞍内外同时生长。典型的颅咽管瘤与垂体瘤不难鉴别，多在儿童或青春前期发病，垂体内分泌功能低下，发育停止，呈侏儒型。蝶鞍可正常或扩大，有时后床突破坏，附近骨质侵蚀，鞍区常有钙化斑，肿瘤常呈囊性，有时囊壁呈蛋壳样钙化，肿瘤内囊液为绿色液体，有时稠如机油，内含胆固醇

温馨提示

成人颅咽管瘤多为实质性，视力、视野缺损，内分泌功能减退，常难与垂体瘤鉴别，需病理活检方能确诊。

结晶。垂体瘤成人多见，内分泌改变呈现特征性表现，多有视力、视野改变，蝶鞍扩大，肿瘤呈实质性，钙化较少见。

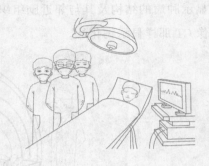

治疗疑问

7 **颅咽管瘤有哪些治疗方案可以选择？**

手术治疗是最有效的治疗手段,能够完全切除的肿瘤应尽量完整切除;体积大的肿瘤或与周围组织粘连严重时可做部分切除,术后辅以局部放射治疗;大的囊性单腔性颅咽管瘤可用同位素 ^{32}P 内放疗;而对于小的(2~3cm)肿瘤可行立体定向放射外科治疗。

8 **手术治疗颅咽管瘤是首选治疗方案吗？**

外科手术为颅咽管瘤的首选治疗方法。手术治疗的目的是通过切除肿瘤达到解除肿瘤对视神经交叉及其他神经组织的压迫,解除颅内压增高,下丘脑-垂体功能障碍则较难恢复。对于实质性肿瘤,手术可切除瘤体;对于囊性肿瘤,手术可放去囊液,从而缓解肿瘤的压迫症状。由于颅咽管瘤为良性肿瘤,因此原则上应力争做到肿瘤全切除,尤其对儿童患者,以防止复发。小的颅咽管瘤特别是鞍内型肿瘤一般采取经鼻蝶手术,大多数颅咽管瘤仍采取开颅手术。一般来说,成功的手术可有效缓解视交叉受压引起的视力、视野改变以及高颅压引起的头痛等症状,还能使腺垂体功能得到恢复。

温馨提示

很多颅咽管瘤与周围组织,特别是下丘脑紧密相连,增加了手术的难度,对这些患者并不强求完全切除肿瘤,可采取部分切除,部分切除的缺点是术后复发率很高。

9 **影响颅咽管瘤全切的因素有哪些？**

（1）年龄大小。儿童患者的肿瘤与周围粘连较少，较易切除，一般年龄越小，越易行全切除，并发症亦越少。成人颅咽管瘤多与周围组织（垂体、下丘脑、颈内动脉、颅底动脉环、视神经交叉及视束等）粘连甚紧，肿瘤深埋于灰结节部，因而全切除常使术后并发症多，死亡率高。

（2）初次手术与复发手术。第一次手术较复发患者再次手术容易，肿瘤全切除的机会较多，死亡率亦较低。

（3）临床有明显垂体、下丘脑功能障碍者，只适于部分切除。

（4）肿瘤位置。鞍内型及视交叉前型较易全切除，对视交叉后型及脑室型则应根据囊壁与灰结节、下丘脑等处粘连情况选做全切除或部分切除。

10 **颅咽管瘤有没有非手术治疗方法？**

（1）放射治疗。早在 1937 年，有人就采用放射线治疗颅咽管瘤。一般采用外照射的方法。由于当时颅咽管瘤手术全切困难，术后复发率高，再次手术的风险很大，而其化疗又不敏感，故主张术后加用放射治疗。

● 外放疗。分化良好的颅咽管瘤曾被认为是放射非敏感性肿瘤。半个世纪前，国外 Carpenter 等报道了一小组颅咽管瘤患者，在放疗后病情有明显改善。他们认为虽然肿瘤未被 X 线破坏，但有分泌能力和形成囊肿的细胞可被杀死。然而人们对放疗能破坏颅咽管瘤上皮仍存在着疑问。1961 年 Kramer 等报道了肿瘤次全切除并超高压放疗后取得良好效果。之后许多研究显示，放疗既可增加生存期，又可延长肿瘤复发的时间。采用手术加放疗，患者的生存率比单纯手术的患者高，而无复发患者的生存率更高。

但放疗的危害不容忽视。放

温馨提示

据报道，GH 缺乏的发生率几近 100%，且出现很快（于照射 3 天后即可出现），数月后患儿的生长即受影响。

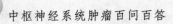

射治疗的副作用主要有放射性视神经炎、蝶鞍及鞍周脑组织的放射性坏死、垂体功能减退及痴呆等,亦可诱发脑膜瘤、肉瘤、胶质瘤,尤其是对儿童患者,放疗可严重损害智力。这些副作用的发生率随剂量的增加而增加,故放射剂量及疗程应控制在一定范围内。放射治疗引起的腺垂体功能减退主要表现为 GH 和 LH/FSH 的缺乏。

● 内放疗:内放疗是将放射性核素置入肿瘤内进行的治疗,其优点为放射损伤小,主要适用于囊性为主的肿瘤。该方法由 Leksell 于 1953 年创用。过去该治疗方法多通过开颅手术,也有经鼻蝶穿刺开展立体定向技术的,尤其是 CT、MRI 应用以来,目前多采用定向穿刺技术或定向穿刺加置入贮液囊的方法。通过抽取肿瘤内囊性部分,可迅速改善症状,且风险及并发症较开颅手术的明显为小。内放疗适用于囊内含大量液体的颅咽管瘤,而不主张用于实体性和囊壁钙化或囊壁菲薄(放射性核素可透入周围组织中)的肿瘤。多囊性肿瘤效果亦差。一般认为,囊壁皱缩或消失发生于内放疗 4~6 个月后。常用的放射性核素有 32 磷(^{32}P)、90 钇(^{90}Y)、198 金(^{198}Au)。

(2)化学疗法。目前尚无特殊有效药物。Takahashi 和 Cavalheiro 都应用博来霉素注入肿瘤囊内,可使囊液分泌减少,肿瘤细胞退化,甚至内分泌完全恢复正常。但该药漏出囊外可能对周围正常组织造成损伤,临床应用对囊性肿瘤效果好,对混合型及实质性肿瘤效果差,最终肿瘤会复发。

(3)其他治疗。对高颅压者应立即给予脱水剂和利尿剂,以降低颅内压,此类患者应尽快做术前准备,行手术治疗。术前有腺垂体功能减退者,应注意补给足量的糖皮质激素,以免出现垂体危象。对其他腺垂体激素可暂不补给,因为很多患者于术后腺垂体功能可得到恢复;如术后仍有腺垂体功能减退,应给予相应的治疗。手术或放射治疗引起的腺垂体功能减退一般为永久性的,应予治疗。

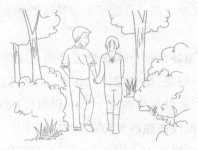

康复疑问

11 **颅咽管瘤手术的预后如何?**

颅咽管瘤与垂体柄下丘脑关系密切,既往手术全切除率低,致死、致残率及复发率高。近三十余年来开展显微手术,对保护正常脑组织、争取肿瘤全切除、减少下丘脑–垂体损伤、降低致残率及死亡率创造了有利条件,大大地改善了患者的预后。有人报道颅咽管瘤的手术死亡率已降至 2%,10 年生存率达58%~66%,复发率为 7%~26.5%。

12 **术后的常见并发症有哪些?**

(1)中枢性高热。患者高热持续不退,呈昏迷状态,预后较差,通常予以对症处理。

可能原因

● 颅咽管瘤切除时下丘脑功能受损,引起体温调节功能障碍而致高热。
● 囊性肿瘤内的囊液刺激脑膜及下丘脑产生无菌性脑膜炎。
● 手术所致血性脑脊液刺激引起发热。

(2)意识障碍。主要是丘脑下部受损或颅内压增高引起。颅内压增高的原因:①术后血块阻塞导水管致脑积水;②手术止血不彻底引起硬膜下血肿或硬膜外血肿;③手术刺激或电解质紊乱引起继发性脑水肿。

(3)尿崩症。肿瘤全切除或根治性次全切除的患者几乎不可避免地发生该并发症,为手术时损伤垂体柄所致。垂体柄受损后,ADH 的释放是三时相的。最初,垂体柄受损后 ADH 释放减少致尿崩;之后神经垂体轴突末梢变性释放出超生理量的 ADH,这一释放过程常见于垂体柄损伤后 48~96 小时。如果此时给予患者长效(油剂)抗利尿制剂(通常给短效后叶加压素),就可能导致内源性的 ADH 释放而引起肾功能下降;当变性的神经末梢释放的激素耗竭后,将再次发生尿崩。一般尿崩症持续数天至2周可恢复,但亦有少数可为永久性尿崩症。

(4)循环衰竭。术前患者有明显垂体功能减退者,术后易产生急性肾上腺皮质衰竭现象,患者呈休克状态。术前应予补充激素,术后有衰竭现象者给予大剂量肾上腺皮质激素。这不仅可以减少危象,也可减少下丘脑反应及脑水肿,对中枢性高热的预防亦有积极作用。

(5)癫痫。因手术创伤和下丘脑牵拉受损,在麻醉清醒后发生癫痫。

(6)消化道出血。因丘脑下部受损后反射性引起胃黏膜糜烂、溃疡导致上消化道出血及大量应用皮质激素后,患者可有黑便、呕血,甚至急性胃穿孔等。

> **温馨提示**
>
> 术后可多次腰穿排放脑脊液,激素的应用对缓解发热等症状亦有帮助。

(7)无菌性脑膜炎。系肿瘤囊内容物在术中溢出刺激脑膜所致。为此,术中应尽可能多地切除肿瘤,用生理盐水反复冲洗囊腔。

(8)视力障碍。术中损伤视路及其供应的血管可致视力障碍,尤其是视交叉前置型的肿瘤发生率较高。

(9)垂体功能低下。尤其是术前有垂体功能减退者,一般较难恢复。患儿生长迟缓、身材矮小、性发育不全等。

13 颅咽管瘤治疗后需要长期观察哪些指标?

(1)定期复查MRI,观察肿物有无复发并评估治疗效果。

(2)观察体温变化,有无中枢性高热。

(3)观察患者有无多饮、多尿、烦渴等表现及尿量、尿比重。

(4)定期测血清钠、钾、氯、二氧化碳结合率,及酸碱度和血尿素氮等。

(5)监测垂体功能、甲状腺功能及肾上腺皮质功能。

14 颅咽管瘤手术后需要密切注意的重要问题有什么?

(1)尽管大多数患者在手术前即存在下丘脑-垂体功能障碍,但在手术与放射治疗后即使肿瘤已完全消失,下丘脑-垂体功能障碍等内分泌代谢问题仍可能继续存在,需要在内分泌专科医师的指导下进一步恰当地调整内分泌功能,而且仍需要定期复查内分泌功能与鞍区影像学检查。因此,手术与放射治疗后并不意味着颅咽管瘤治疗的结束。

(2)不恰当内分泌功能调整的可能不良后果。

不良后果如下

- 颅咽管瘤导致腺垂体功能减退的儿童患者未及时给予相应激素替代治疗,患儿可出现生长延迟、呆小症、矮小症、性发育不全等症状。
- 颅咽管瘤可导致成年患者出现性功能减退、不孕不育、毛发稀疏、面色苍白、乏力、食欲缺乏、恶心呕吐、低钠血症、低血糖。
- 严重患者在感染、麻醉剂、镇静药等诱因下可出现"垂体危象",患者常表现为低血糖、低血压、可有低体温或高热(体温 39℃~40℃),如抢救不及时可能出现昏迷,严重时危及生命。
- 糖皮质激素替代如不恰当,患者可出现向心性肥胖、高血糖、高血压、电解质紊乱,严重者可出现骨质疏松、股骨头坏死、感染、消化道出血甚至危及生命。

(3)内分泌功能紊乱可按照如下方法解决。

解决办法

- 如患者术前即出现垂体功能减退症状,应在术前前往内分泌科就诊或会诊,及时评估垂体功能,给予相应靶腺激素替代治疗,避免"垂体危象"等严重并发症发生,保障神经外科手术顺利进行,减少术中、术后并发症。
- 颅咽管瘤患者术后 3~6 个月后下丘脑-垂体-靶腺功能缺陷的变化逐渐改善,因此建议颅咽管瘤患者术后 3 个月、6 个月、12 个月时进行下丘脑-垂体-靶腺功能评估,并长期于内分泌科、神经外科随诊,调整内分泌康复治疗方案与影像学复查,以提高成人患者术后的生活质量与促进儿童患者的成长发育。

15 颅咽管瘤患者内分泌功能紊乱的表现、评估方法及治疗方案是什么?

(1)尿崩症。最常见的内分泌紊乱通常是短期的,部分患者出现永久性尿崩。

● 临床表现。多饮、多尿、烦渴、乏力。

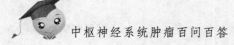

● 评估方法：监测 24 小时尿量，查尿比重，必要时行禁水加压试验。

● 治疗方案：给予口服去氨加压素恰当替代治疗。

（2）下丘脑–垂体–肾上腺轴。

● 受损临床表现：食欲差和体重减轻、乏力、虚弱、头晕、消化道症状（恶心及呕吐）等。

● 评估方法：采血行垂体促肾上腺皮质激素及皮质醇的水平检查（上午 8 点、下午 4 点、夜间 0 点），观察其水平是否减低及分泌节律是否存在。

● 治疗方案：给予口服糖皮质激素替代治疗。但使用糖皮质激素期间需密切监测药物可能带来的副作用及不良反应，如骨质疏松、消化道损伤、感染、糖代谢异常等。

（3）下丘脑–垂体–甲状腺轴。

● 受损临床表现：主要是甲状腺功能减退的临床表现，如易疲乏、嗜睡、怕冷、食欲下降而体重增加等。

● 评估方法：采血进行甲状腺功能检查。

● 治疗方案：给予口服左甲状腺激素替代治疗。

（4）下丘脑–垂体–性腺轴。

● 受损临床表现：男性出现勃起功能障碍、睾丸缩小等，女性出现无排卵周期、月经量少或停经等，两者均会出现阴毛、腋毛、胡须脱落、性欲减退、不孕不育等。

● 评估方法：采静脉血进行垂体黄体生成素及尿促卵泡素、查睾酮、孕酮、雌二醇水平检查；进一步行 GnRH 兴奋试验评价垂体促性腺激素储备功能；行 hCG 释放试验评价性腺储备功能。

● 治疗方案：根据上述检查结果，个体化地选择模拟下丘脑 GnRH 脉冲治疗、模拟垂体的 hCG+hMG 治疗或雌激素（女）、雄激素（男）激素替代治疗。

（5）下丘脑–垂体（生长激素）–IGF–1 轴。

● 受损临床表现：在未成年患者主要表现为生长发育迟缓或身材矮小。成年患者主要表现为情绪低落、易焦虑、肌肉力量下降、脂肪增加、心血管疾病风险增加、骨质疏松等。

● 评估方法：采血进行垂体生长激素基础值、IGF–1 水平、骨龄检查，必要时行低血糖耐受性试验（ITT）评价垂体生长激素的储备功能。

● 治疗方案：身材矮小的患儿及渴望改善生活质量的成年人，可给予皮下注射生长激素替代治疗。

饮食、居家护理和康复训练参见 46~50 页。

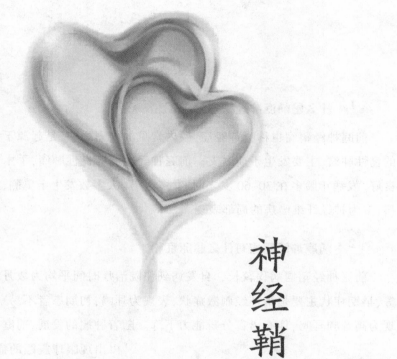

神经鞘瘤

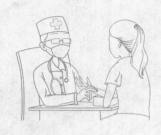

基础疑问

1 什么是前庭神经鞘瘤？

前庭神经鞘瘤也称听神经瘤，颅内常见的肿瘤之一，是起源于神经膜细胞的良性肿瘤，主要发生于前庭支。前庭神经鞘瘤为良性肿瘤，手术全切除效果良好。发病年龄多在 30~60 岁之间，女多于男。大多数发生于单侧，少数双侧发病，多为神经纤维瘤病的局部表现。

2 前庭神经鞘瘤有什么临床症状？

前庭神经鞘瘤病程较长，自发病到住院治疗时间平均为数月到数十年不等，早期症状主要是蜗神经刺激症状，表现为耳鸣，初期患者不易察觉，多数表现为高音频耳鸣，伴有语言分辨能力下降。随着肿瘤的发展，前庭神经受累可以出现眼球震颤的症状，三叉神经受累时表现为面部麻木（麻痹症状）、面部疼痛（刺激症状）。随着肿瘤的进展逐渐累及的神经结构增多，逐渐出现后组颅神经症状，表现为声音嘶哑、饮水呛咳、吞咽困难等。累计小脑时出现步态不稳，患侧肢体共济失调；随着肿瘤的增大，临近的面

温馨提示

肿瘤进一步增大可引起颅内压增高症状，表现为头痛、恶心、呕吐、视盘水肿等症状，阻塞中脑导水管引起梗阻性脑积水可以进一步加重高颅压的症状。

神经会逐渐出现面肌抽搐、面瘫等,表现为病侧鼻唇沟变浅、眼裂增宽、舌前 2/3 味觉减退,严重时可以引起面部肌肉萎缩、口角流涎等症状。累及脑干出现共济失调、复视、对侧肢体运动和感觉障碍,严重者出现意识障碍和呼吸障碍。

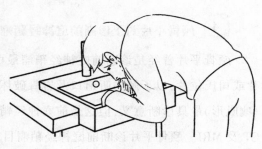

诊断疑问

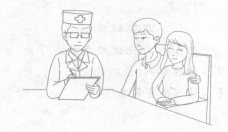

3 前庭神经鞘瘤需要做哪些检查?

前庭神经鞘瘤需要做耳蜗前庭神经功能检测,包括电测听、脑干听觉诱发电位、听觉反射域、眼震电图、温度试验等,神经影像学检查包括头颅 X 线片、头颅 CT 扫描、头颅 MRI 扫描。

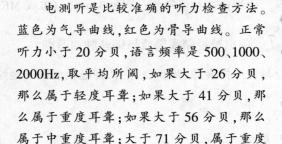

温馨提示

电测听是比较准确的听力检查方法。蓝色为气导曲线,红色为骨导曲线。正常听力小于 20 分贝,语言频率是 500、1000、2000Hz,取平均所阈,如果大于 26 分贝,那么属于轻度耳聋;如果大于 41 分贝,那么属于重度耳聋;如果大于 56 分贝,那么属于中重度耳聋;大于 71 分贝,属于重度听力损失。

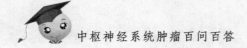

4 颅骨平片对于诊断前庭神经鞘瘤重要吗？

颅骨平片曾经是诊断前庭神经鞘瘤最可靠的检查,可拍摄侧位片、汤氏位片或司氏位片,以了解内听道口及岩骨破坏情况,特别是前者。内听道口扩大(喇叭形)最具诊断意义,但这是前庭神经鞘瘤的间接征象,诊断的敏感性不如CT 及 MRI。颅骨平片诊断前庭神经鞘瘤目前基本废弃。

5 头颅 CT 扫描有什么意义？

温馨提示

与 MRI 相比优越之处在于能显示骨性解剖(包括乳突气房),对手术计划很有帮助。

要求有 CT 增强像,以避免遗漏小的肿瘤。岩骨的骨窗像有助于了解内听道口及岩骨的破坏情况。少数患者内听道无扩大。

6 头颅 MRI 扫描有什么意义？

薄层轴位增强 MRI 是首选的诊断方法,特征性表现:内听道中央圆或卵圆形强化肿瘤。MRI 可以清楚地显示肿瘤的性状(大小、边界、血运、侵及的范围、瘤周水肿)、与周围组织的关系(特别与脑干和血管的关系),有无继发幕上脑积水等。大型前庭神经鞘瘤(直径>3cm)在 CT 或 MRI 片上可见囊变。

7 前庭神经鞘瘤需要与哪些肿瘤鉴别？

应与表皮样囊肿、脑膜瘤、三叉神经鞘瘤或其他颅神经鞘瘤相鉴别。

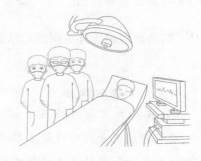

治疗疑问

8 **确诊前庭神经鞘瘤后应当怎么办？**

可以定期观察，手术治疗，放射治疗。

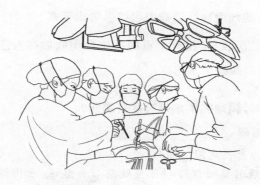

9 **选择治疗方案时应该考虑哪些因素？**

(1)患者的一般情况，如年龄、主要器官功能状态，以及是否合并其他系统疾病等。

(2)肿瘤大小和部位。

(3)肿瘤发展的速度。

(4)是否存在有用听力，是否能保留有用听力。

(5)第Ⅶ和Ⅴ脑神经功能的保留。

(6)是否为神经纤维瘤病。

(7)各种干预性治疗方法的效果(包括远期副作用)。

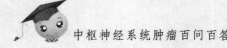

(8)患者的要求和意见。

10 前庭神经鞘瘤什么时候可以定期观察?

一般仅限于无占位效应的老年患者。密切观察症状、听力(听力测定),定期影像学检查了解肿瘤生长情况(每6个月1次CT或MRI,持续2年,如果稳定改为每年1次)。

> **温馨提示**
>
> 如症状加重或肿瘤生长>2mm/年,在一般情况良好时建议采取手术治疗,如患者一般情况差可行立体定向放射治疗(如伽马刀)。

11 什么样的前庭神经鞘瘤患者可以考虑手术?

患者的一般状况较好,没有严重的系统性疾病如高血压、糖尿病,重要脏器功能良好,都可以接受手术治疗。

12 前庭神经鞘瘤的手术并发症有哪些?

(1)颅神经功能障碍

- 面神经:表现为患侧周围性面瘫。
- 前庭神经:术后前庭功能障碍可导致恶心和呕吐,平衡障碍消失较快,但因脑干功能障碍导致的共济失调可持续存在。
- 后组颅神经(Ⅸ、Ⅹ、Ⅻ神经):可表现为声音嘶哑、饮水呛咳、吞咽困难等,严重者甚至出现呼吸困难。
- 耳蜗神经:术中对神经的过度牵拉、直接机械性或供血血管(内听动脉)的损伤,可导致神经挫伤、水肿、功能障碍,术后出现术前的(有效)听力丧失、耳鸣、恶性噪声等。

(2)脑干功能障碍。将肿瘤与脑干分离时可致脑干功能障碍,产生共济失调、对侧肢体偏瘫和感觉障碍、锥体束征等。尽管可能会改善,但部分症状将长期存在。

(3)小脑功能障碍。表现为步态不稳、患侧肢体共济障碍等。小脑半球牵拉严重、与肿瘤分离时损伤或岩静脉损伤等,可导致小脑挫伤、出血(血肿)和肿胀。严重者可导致呼吸骤停。

(4)血管损伤。常见为小脑前下、后下动脉及其分支的损伤,可导致小脑和脑干的梗死和功能障碍。严重者可出现呼吸障碍等。

(5)脑脊液漏。

(6)脑膜炎。表现为术后发热伴颈强,脑脊液细胞总数和白细胞计数均增高。细菌培养对判定炎症性质有意义,但要注意使用抗生素可造成培养的假阴性。无菌性脑膜炎激素治疗有效。细菌性脑膜炎可给予抗感染治疗。持续腰椎穿刺脑脊液引流有一定帮助。

13 怎样避免前庭神经鞘瘤术后的并发症?

术前细致的病史采集,详细的神经功能、影像学检查,周密的手术方案设计,术中神经电生理检测,术中显微镜下或内镜下细致、轻柔的操作,术后病情变化及时细致的观察与护理能够极大地降低术后并发症的发生,保证患者术后的顺利康复。

14 什么时候选择立体定向放射外科治疗?

立体定向放射外科治疗目前主要包括射波刀、伽马刀等。对于小于直径3cm的肿瘤,身体状况不适合手术的患者,对手术有顾虑和恐惧的患者可以接受立体定向放射外科治疗,手术未能全切肿瘤的患者立体定向放射外科是很好的补充治疗方法。

康复疑问

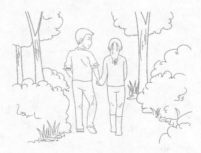

15 术后发生面瘫应该怎么办?

术后发生面瘫的原因是术中面神经受骚扰或者损伤所致,如果是水肿或者是滋养血管痉挛所致的面瘫多数是暂时性的，经过神经营养或者康复治疗在数周内能够恢复面神经功能。如果术中面神经未能保全或者滋养血管完全损伤，术后的面瘫多数是永久性的；如果术中出现面神经断裂，可在术中一期行面神经–舌下神经吻合术，术后出现面瘫可在术后择期进行面神经–舌下神经吻合术，术后面神经功能可以得到一定程度的改善，多可以达到静息状态下面部基本对称。

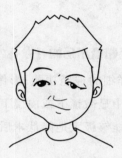

饮食、居家护理和康复训练参见 46~53 页。

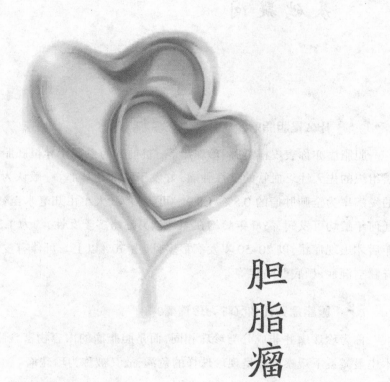

胆脂瘤

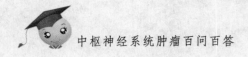
基础疑问

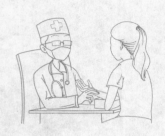

1 什么是胆脂瘤?

胆脂瘤亦称表皮样囊肿、珍珠瘤等。目前认为系源于异位胚胎残余的外胚层组织的先天性乏血管的良性肿瘤。好发于脑部和耳部。一般认为颅内胆脂瘤的发病率为全脑肿瘤的 0.5%~1.8%。可为多发,大小由几毫米至数厘米不等。任何年龄均可发病,高峰年龄均在 40 岁。男性略多于女性,约为 1.25:1。多在成年后才出现症状,以 20~50 岁发病最多见,占 70%以上。可伴有皮瘘、脊柱裂、脊髓空洞症、颅底凹陷症等。

2 胆脂瘤为什么又称为珍珠瘤?

称为珍珠瘤并非成分与珍珠相同,而是胆脂瘤的内容物富含脂质成分,在术中显微镜下观察肿瘤呈现珍珠样的色泽,故又被称为珍珠瘤。

3 胆脂瘤发病的原因是什么?

颅内胆脂瘤目前认为系胚胎期(妊娠 3~5 周)神经管闭合时混入了外胚层成分所导致。外伤也被认为是胆脂瘤起源的原因之一。

4 胆脂瘤颅内好发于哪些部位? 有哪些临床表现?

(1)脑桥小脑角区。约 70%以三叉神经痛起病。少数以面肌抽搐、面部感觉减退、耳鸣、耳聋起病。根据临床表现又分为:单纯三叉神经痛型、脑桥小脑角肿瘤型(多以耳鸣、头晕、面肌抽搐及第Ⅶ、Ⅷ脑神经受累等脑桥小脑角综合征为主要表现)、颅内压增高型。

(2)颅中窝。主要表现为三叉神经麻痹症状,如面部感觉减退、咀嚼肌无力等,有时亦出现视力、视野障碍及眼球运动障碍等。50%可形成骑跨于颅中窝、颅后窝型。

(3)鞍区。早期表现为视力减退、视野缺损等,甚至出现晚期视神经萎缩,但由于一般病情进展缓慢,视力严重减退和失明比较少见。亦可出现内分泌障碍,如性功能减退、多饮多尿等垂体功能不足及下丘脑损害症状。随着肿瘤的生长,可向前生长导致额叶症状,可向后突入第三脑室导致颅内压增高。位于鞍旁者亦可向中颅窝扩展,累及三叉神经节而出现疼痛、感觉麻木、颞肌及咬肌无力等。

(4)脑实质内。大脑半球肿瘤常有癫痫发作、精神症状及一侧肢体活动障碍,而小脑部位则多引起眼震、共济失调等。

(5)脑室内。多位于侧脑室三角区及体部,早期可无明显症状,随着囊肿增大,可出现波动性或阵发性头痛,当阻塞脑脊液循环通路,可出现颅内压增高症状。部分可表现为 Brun 征及强迫头位。向脑室外发展者可表现为轻瘫、偏盲及偏身感觉障碍。第四脑室者可引起走路不稳。

> **温馨提示**
>
> 脑干肿瘤可出现交叉性瘫痪,患侧第Ⅵ、Ⅶ脑神经麻痹和对侧强制性轻瘫。

(6)颅骨表面。肿瘤可发生在颅骨的任何部位,但往往多见于中线或者近中线部位。可偶然被发现,呈颅骨表面隆起,较韧硬,一般无压痛。由于位于中线,故可向颅内扩展而累及静脉窦或深入脑组织内。

(7)松果体区。肿瘤晚期主要表现为颅内压增高和双眼上视困难、瞳孔对光反射消失、调节反射存在等症状。

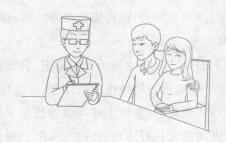

诊断疑问

5 **诊断胆脂瘤需要做哪些检查?**

头颅 CT：平扫往往为类圆形或分叶状囊性低密度肿块,CT 值低于脑脊液,瘤内可有分隔,囊壁上可见钙化。边界清楚锐利,多无瘤周水肿。可伴发梗阻性脑积水的表现。而在强化像上,多无强化,少数可见囊壁强化。

头颅 MRI:T1 加权像上呈低信号,T2 加权像上呈高信号,信号强度不均匀,呈匍行生长。常沿临近的蛛网膜下隙挤占性延展,占位效应往往较轻。瘤周水肿不明显。往往在增强扫描时强化不明显。

> **温馨提示**
>
> MRI 检查对于诊断及发现后颅窝表皮样囊肿, 尤其是脑干旁表皮样囊肿优于 CT。能显示其占位效应、肿瘤范围、血管移位等。

6 **胆脂瘤需要和哪些其他肿瘤鉴别?**

位于小脑脑桥角时应与听神经瘤、脑膜瘤相鉴别,后两者多见于青年人,听神经瘤常以耳鸣、听力下降起病,而脑膜瘤的听力障碍则较听神经瘤为轻,小脑脑桥综合征及颅内压增高症状较本病为重,脑脊液蛋白一般多增高。

位于中颅窝者需要与三叉神经鞘瘤及脑膜瘤相鉴别,三叉神经鞘瘤颅底像一般均见卵圆孔扩大,脑膜瘤则常见颅底骨质破坏或增生,位于鞍区者可根据临床特点及影像学检查所见与相应部位的其他肿瘤相鉴别。

治疗疑问

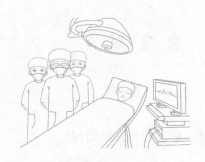

7 胆脂瘤如何治疗?

胆脂瘤多采取手术切除。目前认为药物治疗及放射治疗效果均不理想。

8 胆脂瘤能做到手术全切吗?

术中清除胆脂瘤内容物相对是比较容易的,但肿瘤包膜与周边结构有时会形成紧密粘连,勉强剥离会导致临近重要结构的损伤, 故容易形成包膜的残留。但相当多的部位的胆脂瘤达到组织病理上的全切都是比较困难的, 往往有少量包膜残留,有时候术后磁共振会显示有增强的信号存在。

> **温馨提示**
>
> 国内外很多专家认为勉强完全切除是不明智的,术中应避免临近结构的损伤,以免致残或死亡。

9 为什么有的患者术后出现发热、头疼症状?

这可能是与术中肿瘤内容物外漏导致的无菌性化学性脑炎有关, 所以术中要注意避免脂质样的内容物外渗。

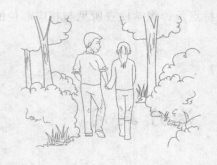

康复疑问

10 胆脂瘤的预后如何？

温馨提示

近期的几组显微手术的数据表明其手术死亡率已降至1%以下，其死亡原因主要为颅内感染。

由于肿瘤系良性肿瘤，术后恢复一般良好，若达到大部切除，则一般复发较晚，可延至数年甚至数十年。有报道术后长期随访，生存20年以上者可达92%。

饮食、居家护理和康复训练参见46~53页。

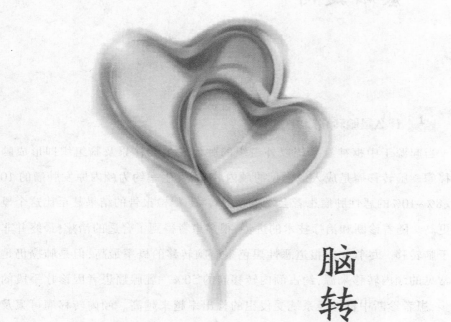

脑转移瘤

基础疑问

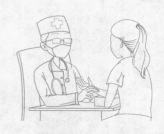

1 什么是脑转移瘤？

当起源于中枢神经系统以外组织的肿瘤发生转移累及脑组织即形成脑转移瘤。脑转移瘤是成人最常见的颅内肿瘤，发生率约为颅内原发肿瘤的10倍。8%~10%的恶性肿瘤患者会发生颅内转移。尸检报告的结果甚至比这个概率更高。随着诊断和治疗技术的进步，很多患者得到了合适的治疗，最终并非死于脑转移。尽管文献报道恶性黑色素瘤脑转移的概率最高，但是肺癌仍是最常见的颅内转移来源，约占颅内转移瘤的50%。乳腺癌患者因诊疗手段的进步，患者诊断中枢神经系统受侵犯的检出率越来越高。颅内转移瘤可累及脑实质、颅神经、血管、硬脑膜、软脑膜和颅骨内板，其中脑实质内的转移瘤最常见，80%的脑转移瘤发生在大脑半球，15%发生在小脑，5%发生在脑干。大脑皮髓质交界处分支血管较窄，所以转移瘤好发于此处。肺癌、乳腺癌、皮肤癌等主要经血流转移，易在脑内形成多发转移癌。消化道癌较易经淋巴系统转移，而播散于脑膜。

2 脑转移瘤治疗和全身治疗的关系是什么？

脑转移瘤属于全身肿瘤晚期表现，治愈基本不太可能，治疗重点是延长患者的生存期，改善患者的生存状态。脑转移瘤对于生命的威胁最大，通常需要优先处理。

温馨提示

对于患者总体治疗而言,在化疗、靶向治疗等全身治疗的基础上结合局部手术、放疗等联合应用，多学科协作,帮助患者有质量、有尊严地延长生命。

3 为什么会出现脑转移瘤?

颅外恶性肿瘤通常通过血行播散和直接浸润这两条主要的转移途径到达颅内,形成脑转移瘤,淋巴转移和脑脊液转移较少见。

(1)直接浸润头颅外围和邻近器官组织,如眼、耳、鼻咽、鼻旁窦头面、颈部软组织等均为原发和继发肿瘤的好发部位,常见有鼻咽癌、视网膜母细胞瘤。它们可直接浸润破坏颅骨、硬脑膜,或经颅底的孔隙达脑外表面的实质。颅底孔隙中的神经和血管周围,结构疏松,易于肿瘤细胞侵入,有的孔隙不仅其骨膜与硬脑膜相续,而且与蛛网膜下隙相通,如眼和眼眶,肿瘤细胞侵入颅内后,或在蛛网膜下隙随脑脊液广泛播散,或深入脑内的大血管周围间隙侵入脑实质。

(2)血液转移。大多数肿瘤细胞向脑内转移是通过血液途径,其中最多的是通过动脉系统,少数肿瘤可通过椎静脉系统向颅内转移。原发肿瘤生长到一定体积后新生血管长入肿瘤细胞,随血液回流至心脏,再经颈动脉和椎动脉系统向颅内播散,常见经血液转移的原发肿瘤为肺癌、乳腺癌、绒毛膜上皮癌、黑色素瘤、消化道癌、肾癌;肉瘤脑转移少见,这与肉瘤和癌的发生率之比为 1:10 有关。

温馨提示

在淋巴造血系统肿瘤中,以白血病较多见,其颅内转移率与肺癌相近。

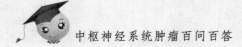

(3)脑脊液转移和淋巴转移：头颅外围和临近部位的恶性肿瘤可借颅腔周围的淋巴间隙进入脑脊液或椎静脉丛,进一步发生颅内转移。

4 脑转移瘤的部位有哪些?

(1)脑实质。转移瘤大多数发生在大脑中动脉供血区,这是由于颈内动脉较椎动脉管径粗,且大脑中动脉是颈内动脉的自然延续、管径较粗且血供较丰富之故,最常见的转移部位为额叶,依次为顶叶、颞枕叶,可同时累及 2 个以上脑叶,甚至可同时累及双侧大脑半球,这些转移瘤常见于皮质与白质交界处,这是由于大脑皮质的血供是皮质下白质的 3~4 倍, 而在解剖结构上供血动脉在皮质–白质交界处突然变细, 转移性癌栓大多被阻于此而易于在此转移生长。临床上常见来自于肺、子宫等部位。经椎–基底动脉系统转移的大多见于小脑半球,也可至脑干。

(2)软脑膜和蛛网膜。常见于急性白血病、非霍奇金淋巴瘤、乳腺癌等的转移。基底池、侧裂池最常被受累,表现为蛛网膜增厚,呈灰白色不透明,有点状出血和瘤结节散布。有时脑室内脉络丛和脑室壁上也见肿瘤细胞沉积。

(3)硬脑膜。常见于前列腺癌、乳腺癌、恶性淋巴瘤、黑色素瘤等的转移。由于硬脑膜与颅骨解剖上毗邻,故常有相应处颅骨的转移,可有增生或破坏,当硬脑膜转移累及大的静脉窦或脑神经时可引起明显临床症状, 是儿童转移瘤的常见类型。

5 脑转移瘤有什么临床表现?

脑转移瘤的症状多样,与大多数脑肿瘤相比并无特征性临床表现,多有癫痫、感觉异常、语言障碍以及舞蹈样手足徐动、尿崩、眩晕等。慢性进行性起病占 50%~60%,首发症状为头痛、头晕、精神障碍。临床表现因转移灶出现的时间、病变部位、数目等因素而不同,常见的是脑转移瘤的症状迟于原发肿瘤,少数患者在发现原发肿瘤的同时即可出现脑转移瘤的症状,还有不足 10% 的患者已经确诊脑转移瘤,仍难以找到确切的原发肿瘤。

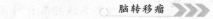

具体表现如下。

(1)颅内压升高症状。头痛为最常见的症状,也是多数患者的早期症状。常出现于晨间,开始为局限性头痛,多位于病变侧(与脑转移瘤累及硬脑膜有关),以后发展为弥漫性头痛(与脑水肿和肿瘤毒性反应有关),此时头痛剧烈并呈持续性,伴恶心、呕吐。在病变晚期,患者呈恶病质时头痛反而减轻。

(2)常见体征。根据脑转移瘤所在的部位和病灶的多少,可出现不同的体征。常见有偏瘫、偏身感觉障碍、失语、脑神经麻痹、小脑体征、脑膜刺激征、视盘水肿等。体征与症状的出现并不同步,往往前者晚于后者,定位体征多数在头痛等颅高压症状出现后的数天至数周后开始出现。

(3)精神症状。见于 1/5~2/3 患者,见于额叶和脑膜弥漫转移者,可为首发症状。表现为痴呆、反应迟钝、攻击行为等。

(4)脑膜刺激征。多见于弥漫性脑转移瘤的患者,尤其是脑膜转移和室管膜转移者。有时因转移灶出血或合并炎症反应也可出现脑膜刺激征。

(5)癫痫。各种发作形式均可出现,见于约 40% 的患者,以全面性强直阵挛发作和局灶性癫痫多见。早期出现的局灶性癫痫具有定位意义,如局灶性运动性癫痫往往提示病灶位于运动区,局灶性感觉发作提示病变累及感觉区。局灶性癫痫可连续发作,随病情发展,部分患者表现为全面性强直阵挛发作,肢体无力。

温馨提示

多发性脑转移易于发生癫痫发作,但能否根据发作的多形式推测病灶的多发性,尚有不同意见。

(6)其他。全身虚弱、癌性发热为疾病的晚期表现,见于 1/4 患者,并很快伴随意识障碍。

6 手术治疗脑转移的并发症有哪些?

(1)颅内出血或血肿。与术中止血不仔细有关。随着手术显微镜的应用及手术技巧的提高,此并发症已较少发生。创面仔细止血,关颅前反复冲洗,即可

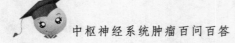

减少或避免术后颅内出血。

(2)脑水肿及术后高颅压。可用脱水药物降低颅内压,糖皮质激素可减轻脑水肿。对于病变范围广泛或恶性程度高的肿瘤,尽可能多切除肿瘤及非功能区脑组织行内减压,同时去骨瓣外减压。

(3)神经功能缺失。与术中损伤重要功能区及重要结构有关,术中尽可能避免损伤,出现后对症处理。

诊断疑问

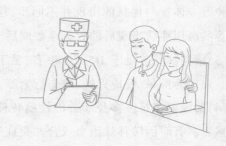

7 如何诊断脑转移瘤?

(1)病史除询问有无头痛、呕吐、视物模糊、偏瘫或单瘫、语言不清等症状外,还应注意了解有无肺、乳腺、肾上腺、子宫、胃肠、甲状腺等部位的恶性肿瘤病史和手术史。

(2)体检。检查有无视盘水肿和脑局灶体征,并注意检查肺、乳腺、淋巴结、腹腔和盆腔脏器等原发肿瘤的部位,以进一步确定转移瘤的来源。

(3)CT 和 MRI 扫描。CT 扫描显示脑内单发或多发的异常密度影,边界多较清晰,大病灶者可有低密度坏死区或高密度出血灶,周围有较严重水肿。增强后实体部分明显强化。MRI 在 T1 加权上多呈低信号,T2 加权上多呈高信号。增强后的形态变化与 CT 增强所见大致相仿。

温馨提示

MRI 为目前检测脑转移瘤最佳的确诊手段。

(4)全身辅助检查。尽可能寻找原发灶。通过 B 超、放射性核素扫描、全消化道钡餐检查、胃镜、胸部 CT、PET-CT 等检查甲状腺、肝脏、前列腺、盆腔脏器、胃和肺等脏器有无肿瘤病灶。

8 脑转移瘤与其他颅内肿瘤如何鉴别？

(1)脑原发性肿瘤根据病史,特别是晚期全身癌肿患者出现颅内占位时,一般不难鉴别,必要时可做 MRI 等检查。良性脑原发性肿瘤有其自身特点,易于鉴别。恶性脑胶质细胞瘤,有时难与本病鉴别,需借助活检。表浅的脑膜转移瘤须与小的脑膜瘤鉴别,后者往往没有明显症状和瘤周脑水肿。有颅骨破坏者,尚需与脑膜瘤或颅外病变引起的颅骨改变相鉴别。脑转移瘤多见于乳腺癌和肺癌,这与脑转移瘤的一般规律符合,乳腺癌和肺癌为女性和男性常见的肿瘤,均倾向中枢神经系统转移。

(2)脑脓肿根据病史和必要的辅助检查不难与脑转移瘤鉴别,但少见情况下癌症患者可因下列因素发生脑脓肿,在诊断时要注意以下情况。

● 癌症患者全身抵抗力和因长期使用激素导致免疫功能下降易发生细菌或真菌感染。

● 颅内或颅底转移瘤因放疗或手术治疗造成颅内外交通,便于细菌入侵。

● 原发或继发肺癌者常有支气管阻塞,引起肺脓肿,从而导致脑脓肿。

(3)脑梗死或脑出血。尸检发现,15%的全身癌肿患者伴有脑血管病,出血性和缺血性各半,其中

出血原因多为凝血机制障碍或血小板减少

单纯从临床和 CT 表现来区别转移瘤和脑卒中,有时很困难,特别是转移瘤内出血,如黑色素瘤、绒毛膜上皮癌、支气管肺癌和肾上腺肿瘤出血者由于出血常来自小血管,血肿沿神经纤维扩展,使后者发生移位而非破坏,如及时清除血肿,神经功能可望恢复,所以手术不仅可以挽救患者的生命,而且能明确诊断并获得良好的生存质量,因此对临床诊断不明者,应及时开颅。

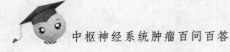

半数生前可有症状,4%~5%为脑内血肿,1%~2%为硬膜下血肿。

(4)脑寄生虫病。有脑囊虫病、绦虫病或包虫病患者疫区生活史,典型 CT 和 MRI 表现为脑实质内多发性散在圆形或椭圆形、局灶性囊肿,大小不等,囊内有小结节。小结节的密度或信号可增强,如不增强则为钙化灶。病灶周围有轻度或无脑水肿。鉴别诊断可参考血清及脑脊液的寄生虫病原学化验。近年来随着卫生条件的改善,脑寄生虫病已罕见。

9 诊断脑转移瘤的检查方法有哪些?

腰椎穿刺:常用于确定急性白血病、非霍奇金淋巴瘤等是否发生了颅内转移,脑脊液查见瘤细胞后可用于指导临床治疗。

其他辅助检查如下。

(1)CT 检查。CT 是目前诊断颅内转移瘤的首选检查手段,不仅在大多数情况下能发现脑转移瘤,还能显示转移瘤的形状大小、部位、数目,伴随脑水肿及继发脑积水和中线结构移位程度。不同病理类型的转移瘤有其特有的 CT 表现,如肺腺癌和小细胞未分化癌转移通常为高密度结节或环状病变,有均一强化,水肿明显。鳞癌通常为类圆形低密度肿块,并有薄的环状强化,半数为单发。

(2)MRI 检查。是目前发现诊断脑转移瘤最主要的手段之一。MRI 检查不仅能进一步提供转移瘤的影像学固有特点,还能发现多个病变而易于诊断。对于颅后窝及近颅底的病变由于去除了骨质的伪影而易于检出。典型的转移瘤表现为长 T1、长 T2 信号,周边有更长信号的水肿带。由于 T2 加权像上水肿常呈明显长 T2 信号,因此比 T1 加权像更易于发现病变,特别是易于发现较小的病变。有些具特征性的转移瘤的 T2 加权像上可表现为等信号或略低信号。MRI 可清楚显示转移瘤邻近的脑回及重要结构受累情况,这有助于指导手术入路。瘤内有出血者可显示出不同时期出血

温馨提示

对弥漫型引起脑膜转移者可清楚地看出脑膜的增厚而易于检出。

的特有 MRI 表现,由于血-脑脊液屏障的破坏,转移瘤可表现为明显强化。

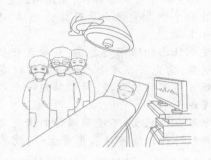

治疗疑问

10 脑转移瘤的治疗原则是什么?

(1)采用综合治疗,全身肿瘤控制与局部肿瘤治疗相结合,抗肿瘤治疗与伴发内科疾病治疗互相配合,有助于提高疗效,延长生命。

(2)根据病程和病情确定是先治疗脑转移瘤还是原发肿瘤。通常脑转移瘤进展更快,需要优先处理。

(3)根据脑转移瘤患者的具体情况选择治疗方案。

(4)定期随访原发恶性肿瘤患者,观察原发肿瘤和转移灶的治疗情况,并监测新转移灶,若出现的新脑转移灶,应根据具体情况进一步选择合适的治疗方案。

11 脑转移瘤的治疗方案是什么?

多采取外科手术、普通放疗、适形放疗、立体定向放射外科、肿瘤内化疗等综合治疗。

手术治疗:近年来积极有效的切除颅内转移瘤是所有临床工作者的共识,患者全身情况良好,无其他重要器官禁忌证,能耐受全身麻醉的转移瘤患者要符合下列手术适应证,方可手术治疗。

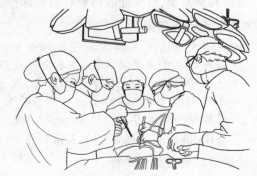

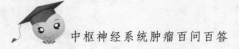
手术适应证

- 单一病变位于可切除部位,且预期患者术后不会引起明显的神经功能缺损。
- 因肿瘤卒中或囊性变导致肢体瘫痪,甚至昏迷者,行开颅手术尽可能挽救患者生命。
- 原发病灶已切除而无复发,或原发灶虽未切除,但可切除,且颅内压增高症状明显,需先行开颅手术切除肿瘤以减轻颅内压增高症状者。
- 纵然可能需两次开颅,对于脑内一个以上的病变(尤其是放疗不敏感者)也可考虑手术。
- 单个孤立性病变,不能明确诊断者可考虑手术切除或立体定向活检。积极的开颅肿瘤切除可延长患者生命,改善神经系统症状。

对于囊性为主的肿瘤,可施行姑息性微创手术,如肿瘤囊内 Ommaya 囊置入术,局麻下在颅骨钻孔穿刺囊腔置入导管连接皮下储液囊,术后可简单反复穿刺抽吸囊液及向肿瘤内注入药物,以减小肿瘤体积,减轻肿瘤占位效应,为后续放疗创造条件。

转移瘤患者往往病程较短且伴有明显的脑水肿,使颅内压增高症状出现较早且明显,因此,应用药物治疗缓解颅内压增高症状显得异常重要,临床上常用激素和甘露醇治疗,根据症状的轻重,可做出不同的选择。

放射治疗:多数脑转移瘤为多发转移,常规 CT 或 MRI 发现的单发转移患者中,有大约一半患者进一步行薄层核磁可以发现脑内存在常规影像学无法发现的散在小转移灶。全脑放疗是治疗多发脑转移瘤最常见的方法,全脑放疗还可以与手术或立体定向放射外科(SRS)联合使用。常见不良反应包括脱发、疲劳、头痛、皮肤红斑、中耳炎、嗜睡综合征、记忆减退、精神错乱、脑白质病等。对于长期生存的患者,全脑放疗造成的认知障碍不容忽视。由于能提供相对较多的局部剂量,SRS 能取得较好的局部控制,并且损害周围脑组织较轻。

放射治疗适应证

- 患者全身情况差,不能耐受开颅手术。
- 转移瘤位于重要功能区,手术会造成严重并发症,影响生存质量。
- 多个转移瘤无法一次手术切除者,或开颅术后又出现其他部位转移瘤,或患者不愿行手术治疗者,或开颅将主要转移瘤切除对不易同时切除肿瘤进行辅助性治疗。

SRS 最好能选择直径在 3cm 以下的实质性肿瘤,囊性病变者可先穿刺抽吸囊液后再行放射治疗。

化学治疗：系统治疗很少作为脑转移瘤患者的初始治疗措施。血脑屏障阻碍化疗药物进入脑内病变部位，很大程度上降低疗效。而放、化疗可优于任何单一的治疗措施，放疗可影响血-脑脊液屏障为化疗药物进入颅内打开通道，以提高肿瘤区域的药物浓度，从而改善疗效及预后；另一方面，化疗可杀灭颅外原发病器官的亚临床病灶，控制可见肿瘤灶的发展，与放疗协同作用，改善预后。化疗药物应根据不同的病理类型予以选择，标准化疗药物包括替莫唑胺（TMZ，各类脑转移）、卡培他滨和大剂量甲氨蝶呤、环磷酰胺（乳腺癌和淋巴瘤脑转移）、顺铂和依托泊苷（乳腺癌脑转移）及托泊替康（肺癌脑转移）等。

12 脑转移瘤的预后怎么样？

脑转移瘤预后较差。有资料显示无抗肿瘤治疗的患者平均生存期为4周，患者多死于颅内高压引起的脑疝和脑干受压。

影响脑转移瘤患者生存因素

- 全身状况。
- 有否颅外其他部位转移。
- 脑转移的潜伏期，潜伏期长者多有一定的抗病能力，预后较好。
- 病灶全切较部分切除或活检者好。
- 联合治疗较单纯一种治疗好。
- 原发肿瘤的治疗情况。
- 肿瘤的病理性质非肺癌（乳腺癌、甲状腺癌、卵巢癌、肾癌）脑转移的生存期较肺癌脑转移者长，肺癌中又以未分化癌和腺癌较鳞癌差。

13 脑转移瘤治疗注意事项有哪些？

（1）看患者的KPS评分。KPS评分是在临床上看患者身体素质的最有效办法，通过KPS评分即可看出患者身体素质情况，是否能够耐受治疗。一般手术治疗要求KPS评分不得低于60分。

（2）看患者年龄。患者年龄大小对于我们选择治疗方法来说也是十分谨慎的，若患者年龄过大或者太小，则多会放弃手术治疗这种办法。因为对于年岁较大或者太小的患者来说手术治疗的危险性很高。

（3）看脑转移肿瘤病灶个数。一般情况下，脑转移肿瘤病灶个数越多说明患者自身原发肿瘤的恶性程度越高，治疗起来个数越多的脑转移瘤最后治疗效果也越差，可以说脑转移瘤个数直接决定了最终治疗效果，而且脑转移瘤过多在

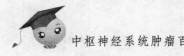

治疗后也容易出现复发。

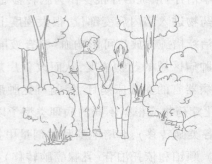

康复疑问

14 脑转移瘤恢复过程的饮食及生活注意事项有哪些?

饮食注意

- 饮食方面要做到规律、合理,即以高蛋白、高维生素食物为主。选择营养价值高的植物或动物蛋白,如牛奶、蛋类、鱼类、瘦肉、各种豆制品等。各种新鲜蔬菜、瓜果富含维生素,营养价值高。
- 不宜太咸,应清淡饮食,可给予高蛋白质、高热量和高维生素的营养膳食,如牛、羊肉和瘦猪肉、鸡肉、鱼、虾、鸡蛋、排骨及豆制品等,鼓励患者多喝牛奶、藕粉和鲜果汁,多吃新鲜的蔬菜、水果等。

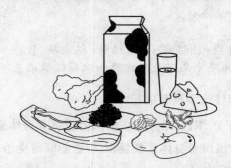

饮食禁忌

- 脑转移瘤患者忌咖啡、可可等兴奋性饮料。
- 脑转移瘤患者忌辛辣刺激性食物,如葱、蒜、韭菜、花椒、辣椒、桂皮等。
- 脑转移瘤患者忌发霉、烧焦食物,如霉花生、霉黄豆、烧焦鱼肉等。
- 脑转移瘤患者忌油腻、腌腊鱼肉、油煎、烟熏食品。
- 脑转移瘤患者忌过咸食品。

饮食、居家护理和康复训练参见 46~53 页。

脊柱、脊髓肿瘤

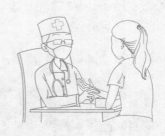

基础疑问

1 什么是脊柱、脊髓？有哪些功能？

人类脊柱由 24 块椎骨(颈椎 7 块,胸椎 12 块,腰椎 5 块)、1 块骶骨和 1 块尾骨借韧带、关节及椎间盘连接而成。脊柱是身体的支柱,位于背部正中,上端接颅骨,下端达尾骨尖。脊柱分颈、胸、腰、骶及尾五段,上部长,能活动,好似支架,悬挂着胸壁和腹壁;下部短,比较固定。身体的重量和所受的震荡即由此传达至下肢。

脊髓位于椎管内,呈圆柱形,全长 42~45cm。自上而下共分出 31 对脊神经根:颈段 8 对,胸段 12 对,腰段 5 对,骶段 5 对,尾神经 1 对。脊髓是肌肉、腺体和内脏反射的初级中枢,将身体各部的活动与脑的各部分活动密切联系的中间单位。

> **温馨提示**
>
> 脊髓病变引起的主要临床表现为运动障碍、感觉障碍、括约肌功能障碍和自主神经功能的障碍,即肿瘤所在平面的神经根损害及该水平以下的锥体束受累的症状和体征。

2 脊柱肿瘤有哪些？

脊柱肿瘤占全身骨肿瘤的6%~10%,各种类型的骨肿瘤几乎都可以在脊柱见到,如骨肉瘤、骨样骨瘤、动脉瘤样骨囊肿,而转移性骨肿瘤则占脊柱肿瘤半数以上。

原发性脊柱肿瘤包括良性肿瘤和恶性肿瘤。原发良性肿瘤包括骨软骨瘤、骨母细胞瘤、骨血管瘤、软骨瘤、骨样骨瘤、软骨母细胞瘤。瘤样病变为嗜伊红肉芽肿、动脉瘤样骨囊肿、纤维异样增殖症、孤立性骨囊肿。原发恶性肿瘤中脊索瘤最多，其次为骨髓瘤、恶性淋巴瘤、软骨肉瘤、骨肉瘤、尤文肉瘤、恶性纤维组织细胞瘤、纤维肉瘤等。骨巨细胞瘤属交界性肿瘤，在我国发病率较高，部分病例可出现局部复发、肺转移。

3 脊髓肿瘤有哪些？

脊髓肿瘤通常指椎管内神经系统来源的肿瘤，按脊柱受累部位来分类，可分为上位颈椎肿瘤、中下位颈椎肿瘤、胸椎肿瘤和腰骶椎肿瘤，发病率在整个脊髓肿瘤中分别为 11.0%、22.5%、38.6% 和 27.9%；若按脊髓受累关系分类，大致可分为脊髓内肿瘤、硬膜外肿瘤和髓外硬膜内肿瘤，其发病率大致占脊髓肿瘤的 17.2%、25.9% 和 56.9%。脊髓肿瘤的病理来源以神经鞘瘤最为多见，约占 48.2%，其他如髓脊膜瘤 10%、血管瘤 8.1%、室管膜母细胞瘤 6.5%、脂肪瘤 6.2%、神经纤维瘤 5.1%、神经胶质瘤 4.9% 等。成人以神经鞘瘤最多见，其次是脊膜瘤，余依次为先天性肿瘤、胶质瘤和转移瘤。儿童多为先天性肿瘤（皮样囊肿、上皮样囊肿及畸胎瘤）和脂肪瘤，其次为胶质瘤，第三位是神经鞘瘤。

4 什么是神经鞘瘤？

脊髓神经鞘瘤起源于背侧脊神经根，呈向心性生长时亦可产生软膜下浸润，这种情形在菱形神经纤维瘤病例中更为常见。臂丛或腰丛神经纤维瘤可以沿着多个神经根向中央硬膜内侵犯生长。相反的，椎旁的施万细胞瘤向椎管内扩展时通常均位于硬膜外。

脊髓神经鞘瘤病程大多较长，胸段者病史最短，颈段和腰

温馨提示

大约 2.5% 的硬膜内脊神经鞘瘤为恶性，这些情况至少有一半发生在多发性神经纤维瘤病患者中。

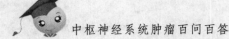

段者较长,有时病程可超过 5 年以上。肿瘤发生囊变或出血时呈急性过程。脊髓神经鞘瘤首发症状最常见者为神经根痛,其次为感觉异常和运动障碍。

良性神经鞘瘤的治疗主要为外科手术切除。绝大多数病例均可通过标准的后路椎板切开,肿瘤全切除,进而达到治愈。如果手术全切除肿瘤,复发一般很少发生。

恶性神经鞘瘤预后极差,生存期很少超过 1 年。这些肿瘤必须和某些少数表现出侵袭性组织学特征的施万细胞瘤相鉴别,施万细胞瘤有恶性倾向者相对预后较好。

5 什么是脊膜瘤?

脊膜瘤起源于蛛网膜内皮细胞或硬脊膜的纤维细胞,是一种良性脊髓肿瘤。主要发病于 40~70 岁的女性。绝大多数脊膜瘤位于硬膜下脊髓外,与硬膜关系密切。在肿瘤的发生发展过程中,可先后累及齿状韧带、脊神经根、蛛网膜及脊髓。脊膜瘤生长缓慢,除非发生瘤内出血或囊性变等使其体积短期内明显增大,临床主要表现为慢性进行性脊髓压迫症状,导致受压平面以下的肢体运动、感觉、反射、括约肌功能及皮肤营养障碍,由于脊髓的代偿机制,症状可以表现为波动性,但总的趋势是逐渐恶化。通常采用外科手术治疗,预后良好,复发率极低。

6 什么是室管膜瘤?

室管膜瘤来源于脑室与脊髓中央管的室管膜细胞或脑内白质室管膜细胞巢的中枢神经系统肿瘤,脊髓室管膜瘤好发于颈段脊髓和圆锥的终丝部。按 WHO 对中枢神经系统肿瘤的新分类,室管膜细胞肿瘤分为室管膜瘤、间变性(恶性)室管膜瘤、黏液乳头状室管膜瘤与室管膜下室管膜瘤四类。

温馨提示

化疗对于室管膜效果不佳,但是对于婴幼儿可选择术后化疗以延缓肿瘤的生长而等待放疗时机。

室管膜瘤为低恶性,间变性室管膜瘤为中度恶性。黏液乳头状室管膜瘤绝大多数见于脊髓马尾。男多于女,多见于儿童及青年。起病多缓慢,自发性疼痛与感觉异常为最常见的首发症状,肿瘤位于终丝圆锥部常可早期出现大小便功能障碍,会阴部和大腿内侧感觉缺失。可手术切除、放疗及化疗,手术全切是最佳的治疗方案。对于手术残余肿瘤可采取放射治疗,室管膜对于放疗中度敏感,放射剂量要大于45Gy。

7 什么是脊柱转移瘤?

脊柱是全身多种癌转移的好发部位,转移至脊柱最多的癌是肺癌、乳腺癌、肾癌、前列腺癌及甲状腺癌等。脊柱转移癌可引起一组综合征,包括疼痛、活动性或自主性功能障碍、感觉障碍,疼痛是有症状的脊柱转移癌患者中最常见的主诉,83%~95%的患者均可发生,较其他神经症状早发数周或数月。肿瘤生长迅速可导致症状快速进展。溶解性肿瘤由于骨质破坏,可导致病理性骨折或畸形。转移瘤也可导致神经根受累和脊髓受压,相应引起神经根病和脊髓病。脊柱转移癌的治疗需

温馨提示

脊柱转移瘤预后差,根治疗法通常是不可能的,因此,治疗的目的在于保留神经功能、缓解疼痛和稳定脊柱。

要外科(神经外科、骨科、肿瘤外科)、肿瘤内科、疼痛科、介入科、放疗科和康复科等多个学科,具体治疗方法包括原发肿瘤治疗、化疗、放疗、激素治疗、免疫治疗、手术治疗,以及双磷酸盐、皮质固醇激素、止痛对症治疗。

8 什么是脊柱骨软骨瘤?

骨软骨瘤是儿童期常见的良性骨肿瘤,通常位于干骺端的一侧骨皮质,向骨表面生长,又称外生骨疣。好发于20岁以下,发生于脊柱者,56%位于颈椎,其中1/2位于颈1、颈2,该肿瘤不产生疼痛,常因偶然摸到肿块,或X线检查发现肿瘤。局部常无压痛,肿物遭到直接冲击或蒂部发生骨折以后才会有疼

温馨提示

骨软骨瘤将随着骺板闭合而停止生长，而且恶变率极低（单发性为 0.5%~1%，多发性为 2% 左右），发生恶性变者不到 1%，转变成软骨肉瘤、骨肉瘤或纤维肉瘤者均少见。

痛感。瘤体较大时可压迫神经。腰椎的骨疣可发生马尾神经的压迫症状。骨软骨瘤唯一有效的治疗方法是手术切除。以往考虑到该肿瘤将随着骺板闭合而停止生长，且恶变率极低（单发性为 0.5%~1%，多发性为 2% 左右），出现局部疼痛或压迫血管、神经和脏器时，才是手术切除的指征。

9 什么是脊柱脊索瘤？

脊索瘤起源于胚胎残留的脊索组织。脊柱的脊索瘤以骶尾部最为多见，脊柱型者次之。脊索瘤的生长虽然缓慢，且很少发生远处转移（晚期可转移），但其局部破坏性很强，因肿瘤继续生长而危害人体，且手术后极易复发，故仍属于恶性肿瘤。其临床表现为局部压迫导致的神经功能损害。当前手术治疗仍是脊柱脊索瘤的主要治疗方式。目前公认的脊索瘤治愈方法仍是经间室外（或包膜外）的整块（或大块）切除。此类患者第一次手术是最佳治愈机会，如第一次手术切除不彻底，就基本丧失了治愈可能。对于难以彻底切除肿瘤的病例，姑息手术可在患者生存期内改善其生存质量，有一定的积极意义。有报道脊柱脊索瘤的中位生存期约为 6.3 年，女性较男性稍长（分别为 7.3 年和 5.9 年）。脊柱和骶尾骨脊索瘤的生存期中位数分别为 6.9、5.9 和 6.5 年，5 年和 10 年生存率分别为 67.6% 和 39.9%。

10 什么是脊柱骨巨细胞瘤？

骨巨细胞瘤是最常见的骨原发交界性肿瘤，具有一定的侵袭性和局部复发性，占全部骨肿瘤的 13%~15%，多发于 20~40 岁，女性发病率高于男性，为 55%~70%。活动脊柱骨巨细胞瘤是指发生在颈椎、胸椎和腰椎的骨巨细胞瘤，

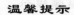

较少见，发病率为 1.4%~9.4%。其常规治疗原则为早期发现、彻底切除并行脊柱重建。由于解剖位置特殊,肿瘤常与椎管、重要的血管神经相毗邻，脊柱骨巨细胞瘤手术治疗难度高、风险大且术后复发率相对较高。病灶内手术局部复发率为 30%~50%。全椎节切除术通过前路、后路或者前后联合入路

温馨提示

局部放射治疗是脊柱骨巨细胞瘤综合治疗的重要组成部分，由于骨巨细胞瘤对于化疗不敏感，故术后对于肿瘤边界病理学检测是阳性或者不明确的患者，术后常规推荐行放射治疗。

手术完成,相比于肿瘤局部刮除术,其术后复发率较低。术前选择性动脉栓塞对于骨巨细胞瘤的手术治疗具有重要意义。骨巨细胞瘤是一种血供丰富的肿瘤,术中出血量过多是其较为严重的手术并发症,有时会威胁生命或者导致手术终止。术前栓塞能够显著降低术中出血量以利于最大限度地摘除肿瘤组织。

11 脊柱肿瘤有哪些临床表现？

脊柱肿瘤的早期症状并不明显，而且和其他常见的脊柱疾病症状非常类似,通常不会引起患者的注意而耽误早期诊治,一旦出现严重的症状,通常已经是疾病的晚期,治疗往往非常棘手。其典型的临床表现为局部疼痛、神经功能障碍、局部包块或脊柱畸形等。无症状的脊柱肿瘤通常在体检中才会被发现。

（1）疼痛。肿瘤破坏骨骼引起的症状,表现为逐渐加重的腰背痛,开始通常为隐痛,随着肿瘤增大,疼痛症状加重,通常休息难于缓解。其中恶性肿瘤的疼痛剧烈,夜间尤其明显。

（2）发热。良性的肿瘤一般不会出现。恶性肿瘤患者往往有低热,一些比较特殊的肿瘤如多发性骨髓瘤可出现高热。

（3）包块。脊柱的位置深,包块通常少有能触及的,少数生长在脊柱后方的肿瘤可以摸到生长迅速的包块。

温馨提示

转移的肿瘤灶浸润椎体并使之强度下降，椎体发生部分塌陷，肿瘤组织或骨碎片随之侵入椎管，这是脊髓或神经根受压常见的原因。

(4) 脊柱畸形和活动障碍。由肿瘤造成的疼痛和脊柱骨骼的破坏引起，可以出现驼背、侧弯，腰背部活动受限等情况。

(5) 脊髓和神经损害的表现。肿瘤破坏了骨骼，造成病理性骨折或者直接侵犯了神经，就可以出现神经症状，比如说肢体的放射性疼痛，严重时可出现截瘫。广泛转移的癌症患者中约有5%的人发生脊髓受压。

12 脊髓肿瘤临床表现有哪些?

(1)神经根性疼痛。为神经根或硬脊膜的刺激所致。部位较固定，常局限于一处并沿受累神经根分布区放射，性质如刀割针刺或烧灼样，常呈间歇性发作,在用力咳嗽或打喷嚏时加重或诱发。

(2)感觉障碍。表现为受损脊髓平面以下的感觉减退或感觉异常(麻木或蚁走感)。

(3)运动障碍。颈髓病变可出现四肢肌力减弱;高颈段病变导致呼吸肌麻痹出现呼吸困难；胸腰段损害表现为下肢无力、肌张力增高及病理反射阳性等;腰骶段病变表现为马尾神经受损体征、肌张力及腱反射低下等;部分患者可伴有肌肉萎缩。

(4)直肠和膀胱功能障碍。表现为括约肌功能损害,便秘、小便急促甚至大小便失禁。

13 不同部位脊柱脊髓肿瘤的表现有什么不同?

(1)颈椎管肿瘤上颈髓区病变。可有枕、颈区痛及感觉异常。病变节段以下可有痉挛性四肢瘫,肱二头肌腱反射亢进。第5颈髓病变可致三角肌、肱二头肌、旋后肌萎缩性瘫。感觉障碍延伸至臂外侧,肱二头肌及旋后肌反射消失。第6颈髓病变致肱三头肌及腕伸肌瘫,部分性垂腕,相应皮节以及有感觉障碍。第

7颈髓病变出现腕屈肌和指屈指伸肌瘫,感觉障碍涉及臂中线偏尺侧。第8颈髓病变引起手内在肌萎缩性瘫,爪形手畸形,可有Horner征,即瞳孔缩小、眼睑下垂、眼球内陷、患侧额部无汗,感觉障碍累及臂内侧及第4、5手指。

(2)胸椎管肿瘤临床定位通常依赖感觉障碍水平,难以凭借肋间肌力判断。下腹肌瘫痪,上腹肌正常可出现Beevor征,即患者、仰卧,对抗胸部所加阻力坐起时,脐向上移动。下腹壁反射消失。可有明显的胸腹部束带感。

(3)腰椎管肿瘤累及第1、2腰髓会引起提睾反射丧失。第3、4腰髓病变,未累及马尾神经根时,股四头肌减弱,膝反射消失,而跟腱反射亢进,踝阵挛出现。该水平马尾神经受累引起小腿弛缓性瘫痪,膝踝反射消失。如果脊髓马尾同时受累可表现为一侧小腿痉挛瘫,另一侧弛缓性瘫痪。

(4)圆锥和马尾区早期症状可有腰痛,鞍区及下肢痛或麻木,常被诊断为坐骨神经痛。括约肌功能障碍出现较早。

温馨提示

可出现下肢弛缓性瘫痪,肌萎缩,足下垂,腰骶皮节特别是鞍区可有感觉丧失,偶尔出现腰骶、臀、髋或足跟溃疡。

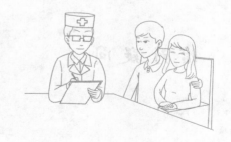

诊断疑问

14 脊柱脊髓肿瘤需要做哪些检查?

(1)X线检查。X线是最常规的骨骼检查方法,可以显示骨骼局部的全貌,

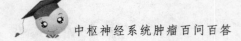

是骨科必需的检查方法。部分脊髓肿瘤 X 线片检查可见如下异常：①脊椎骨质破坏，锥体部分或椎弓根呈现透光改变，椎骨塌陷；②椎弓根轮廓和距离改变，椎间孔扩大，椎管局限性扩大；③椎旁组织变形，肿物起源于椎旁组织，或是经椎间孔扩展；④骨的增殖现象可见于肉瘤、骨血管瘤和脑膜瘤。

（2）放射性核素骨扫描（ECT）。ECT 是骨转移的首选筛查方法，能够早期发现发生在骨骼中的成骨性、溶骨性或混合破坏性骨破坏的转移性病灶。具有灵敏度高、全身一次成像、不易漏诊的优点。存在特异度较低的缺点。PET-CT 不仅可以提供全身骨骼受累情况，还可以断层显像显示骨破坏的情况，其缺点是价格昂贵。

（3）CT。要求神经系统检查能正确提供 CT 检查的病变部位，脊髓内、脊髓外肿瘤均可准确显示，椎骨的破坏容易明确。

（4）脊髓磁共振（MRI）。MRI 是目前最有诊断价值的辅助检查方法。诊断骨转移的敏感性和特异性均高。不仅能从矢状位、冠状位、轴位三个方向立体观察病变，对病变进行精确定位，还能观察到病变与脊髓、神经、脊柱骨性结构的关系。经过注射顺磁性造影剂 Gd-DTPA 后，根据某些肿瘤自身的影像学特点就能做出定性诊断，这样术前就能对肿瘤做出定位诊断，甚至可确定部分肿瘤的性质，对手术方法的选择及综合治疗帮助很大。

治疗疑问

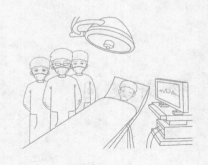

15 **脊柱脊髓肿瘤的一般保守治疗有哪些?**

（1）脱水治疗。应用静脉点滴甘露醇、甘油、尿素等脱水剂以预防及治疗脊髓水肿可减轻其所造成的继发性脊髓损害。

(2)激素治疗。肾上腺皮质激素作为细胞膜稳定剂能保持神经细胞膜的通透性及血管的完整性,减少细胞内钾的丢失,抑制儿茶酚胺的代谢与积聚,预防及减轻脊髓水肿。一般以糖皮质激素如地塞米松为首选。

16 脊柱原发肿瘤如何治疗?

最为常见的是脊索瘤与骨巨细胞瘤。首选的治疗方法是手术切除,其中肿瘤包膜外的整块广泛性或边缘性切除最佳,其次是包膜外的经瘤分块切除,再次是肿瘤刮除(减瘤术)。

肿瘤切除不完全或可疑残留,术后建议辅以放疗或药物治疗。双磷酸盐等可显著降低恶性骨转移瘤病灶内的破骨程度,降低由此引起的高钙血症和高尿钙症。

17 脊柱转移瘤的治疗原则是什么?

治疗脊柱转移瘤的目标是提高生活质量,延长生命,缓解症状及心理痛苦,预防或处理病理性骨折,解除神经压迫等骨相关事件。出现脊柱转移瘤时即为全身性疾病,应采取以全身治疗为主的综合治疗方式,包括原发肿瘤的系统治疗(化疗及分子靶向治疗)、激素治疗、止痛、双磷酸盐、

温馨提示

合理的局部治疗可以更好地控制骨转移相关症状,其中手术是治疗孤立骨转移灶的积极手段,而放射治疗也是有效的局部治疗手段。

心理支持治疗和局部治疗(放射治疗、椎体成形术、射频治疗、手术治疗等),往往是几种治疗联合应用。

18 脊柱转移瘤的全身治疗应注意什么?

化学治疗、分子靶向治疗等参考原发肿瘤治疗指南。双磷酸盐可以预防和延缓骨转移及骨相关事件的发生,是脊柱转移瘤的基础用药,一旦确诊脊柱转

移瘤应即刻应用。药物治疗是缓解肺癌骨转移疼痛的主要方法之一。镇痛治疗应遵循世界卫生组织(WHO)癌症三阶梯止痛治疗指导原则,对症止痛治疗可明显改善患者的生活质量。应根据患者的机体状况、肿瘤病理学类型、病变累及范围(临床分期)和发展趋势,采取多学科综合治疗(MDT)模式,有计划、合理地制订个体化综合治疗方案。

19 脊柱转移瘤如何进行放射治疗?

放射治疗是脊柱转移瘤有效的治疗方法之一,能够减轻或消除症状、改善生存质量、延长生存时间,还能预防病理性骨折和脊髓压迫的发生,以及缓解脊髓压迫症状。放射治疗包括外照射和放射性核素治疗两类。

体外放射治疗是肺癌骨转移姑息性放疗的首选方法,对经化疗和双磷酸盐治疗后仍无法缓解的顽固性疼痛、椎体不稳、即将发生病理性骨折和脊髓压迫症的患者(对于已有明显脊髓压迫先请神经外科确定有无手术指征),局部放疗可迅速、有效地缓解骨破坏和软组织病变导致的疼痛。

温馨提示

放射性核素治疗是肺癌骨转移的一种有效的治疗手段。放射性核素治疗应严格掌握适应证,不能优先选择。主要是由于部分患者放射性核素治疗后会出现明显的骨髓抑制且恢复较慢,影响化疗等后续全身治疗。

20 脊柱转移瘤的手术治疗原则是什么?

由于治疗的进步,恶性肿瘤总体中位生存期较前不断提高,脊柱转移瘤发生率随之增高,如不对骨转移灶进行治疗,患者生存质量将受到极大影响。脊柱转移瘤对运动系统功能的损害严重影响生存质量。采取外科手术减少或避免运动系统功能受损所引发的并发症,间接延长生存期。对于神经功能受损、脊柱不稳定、即将发生骨折、疼痛的脊柱转移瘤需要手术。手术关键点如下。

(1)病变多发生于椎体,应采用前入路。

(2)对病变部位尽量切除肿瘤,彻底解除对脊髓的压迫。

(3)避免单纯后路椎板减压术,这会加重脊柱的不稳定性。

(4)前路重建纠正后突畸形,后路重建维护脊柱稳定性。

(5)椎体成形术并不完全适于椎体转移癌的治疗,风险大,效果不确定。

手术目标包括:①减压,改善或维持神经功能,预防截瘫;②缓解疼痛;③重建脊柱稳定性,避免或矫正畸形;④对于放疗、化疗和激素治疗不敏感的肿瘤,可减瘤或彻底切除转移瘤;⑤切除孤立的、单发的、有生长可能的、对放疗无效的转移灶。

对于乳腺癌、甲状腺癌等生长缓慢的原发肿瘤,全身肿瘤控制良好,患者预期生存时间大于两年,单发脊柱转移瘤,可行根治性全椎体切除术及脊柱重建。

21 脊髓肿瘤的治疗方法有哪些?

大多数椎管内肿瘤可手术全切除治愈。因此,对椎管内肿瘤的手术应持积极态度。存在神经系统受损的症状、体征,放射学检查肿瘤定位明确,无手术禁忌证的椎管内肿瘤患者,均适宜手术治疗。关于手术时机,对于髓外肿瘤(多见于神经鞘瘤及脊膜瘤),一旦诊断明确,即应尽快

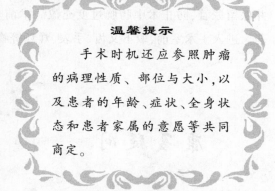

温馨提示

手术时机还应参照肿瘤的病理性质、部位与大小,以及患者的年龄、症状、全身状态和患者家属的意愿等共同商定。

行根治性手术。脊髓髓内肿瘤,部分类型如室管膜母细胞瘤,与脊髓界限相对清晰,手术多可根治性切除,也宜尽早,在神经系统功能进展至中度障碍前施行手术;对于无明显边界的脊髓胶质瘤,根治性手术切除困难。

22 脊柱脊髓手术前需要做哪些常规检查准备?

(1)所有拟进行手术的患者,除了有关脊柱方面的检查以外,术前都必须

进行全面系统的查体和必要的实验室检查及特殊检查。包括血常规、大小便常规、出血时间、凝血时间、血糖、尿糖、电解质、肝功能、肾功能、胸部照片、心电图、肺功能。常规做肝、胆、胰、脾、双肾的 B 超检查。了解各重要脏器功能及有无潜在病患。X 线摄片、CT、MRI、同位素扫描等。怀疑脊柱结核应做椎旁、双侧腰大肌及髂窝的 B 超检查。

（2）医生会向患者及家属交代病情，说明手术的目的和大致程序，提出要求患者配合的事项和手术前、后应注意的问题，可能取得的治疗效果，手术的危险性，手术中可能发生的意外情况及手术后可能遗留的问题。以便取得患者及家属理解，但需避免不良刺激，并签署手术同意书。

（3）在手术前一日，患者应清洁全身，可能时进行淋浴。骶尾部手术的患者，应常规清洁灌肠。抽血标本送血库配血，以备手术中使用。通知手术室和麻醉科进行手术准备。对情绪过度紧张的患者，入睡前给予适当镇静药，如口服艾司唑仑 2mg，保证患者有良好休息。

（4）手术当日晨，患者解尽大便和小便。估计手术时间超过 6 小时者，安置并保留尿管，防止术中膀胱过度充盈。术前 30 分钟，按麻醉医嘱给予术前用药。进入手术室前，取下义齿、手表、耳环等物，妥为保管。

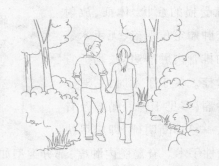

康复疑问

23 脊柱脊髓患者术前需要做哪些训练？

术前训练目的是使患者更好地适应术后情况和减少术后并发症的发生。

（1）大便、小便训练。脊柱手术后一般不能早期下床，而患者多不习惯在卧位解大便和小便。因此，术后常发生小便困难，膀胱过度充盈，迫使医师采用导尿措施,增加患者的痛苦和发生尿路感染的机会。大便困难可引起术后腹胀、便秘。所以,在术前两日内患者应学会在卧位大便和小便。

(2)呼吸训练。可以明显减少术后呼吸道并发症的发生。需练习卧位进行深呼吸和有效的咳嗽。在进行深呼吸训练时,应使患者体会到分别使用肋间肌和膈肌进行最大吸气时的感觉和两者共同使用时的感觉。这样,术后患者可以使用能尽量减小伤口疼痛的呼吸肌力量做到充分深呼吸。有效的咳嗽,应该是呼吸肌突然收缩,气流在呼吸道内迅速通过,达到排出分泌物的目的。训练的关键在于使患者克服喉头发声的"假咳",这可以通过咳嗽时的声音鉴别。必要时可以通过按压胸骨上窝处的气管刺激患者咳嗽。

> **温馨提示**
> 对拟行颈椎前路手术的患者应每天3~4次向左、右推动喉管并维持数秒钟进行训练,以减少术后喉头不适的反应。

(3)肢体活动训练。适当的肢体活动,在术前可以增加机体代谢,改善心肺功能,提高手术耐受性。术后促进血液循环,避免深静脉血栓形成。还能增强患者康复的信心。因此,应指导患者在床上进行四肢活动功能锻炼。术中需要进行"唤醒试验"的患者,教会其按医嘱进行握拳及足趾伸屈活动。

(4)手术卧姿的训练。脊柱后路手术需俯卧进行时,术前应训练患者逐步延长俯卧时间,直到能支持2小时以上状态。医师在术前应判断患者在俯卧中是否舒适,有无呼吸障碍。如果手术在局麻下进行,这种训练更为必要。

24 截瘫患者术前需做哪些特殊准备?

截瘫患者由于长期卧床,心理负担重,活动少,食欲差,加上胃肠道功能紊乱,导致营养物的摄取和吸收不足,常发生营养不良,全身情况较差,术前应鼓励患者进食,并多吃新鲜水果。必要时,可采用管饲或静脉高营养,尽可能改善

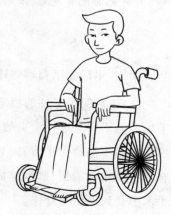

营养状况,使患者在术后能顺利渡过负氮平衡期,保证创面愈合,减少术后并发症的发生。水电解质、酸碱失衡的情况,必须在手术前完全纠正。合并褥疮、呼吸道感染、泌尿道感染等并发症的患者,应在术前积极处理。

25 **术后患者的日常护理有哪些注意事项?**

(1)手术后体位:高颈段手术取半卧位,脊胸段手术取侧卧位,腰骶部手术取俯卧位压沙袋。术后翻身时留意保持脊柱水平位,勿扭曲。

(2)搬动患者时要保持脊柱呈水平状,尤其是高颈位手术,必须加用围领固定后搬动,应留意搬动时颈部不能过伸、过屈,以免加重脊髓损伤导致严重后果。

(3)术后 24 小时注意观察脊髓肿瘤患者的肢体活动,每 2 小时 1 次。早发现可能出现的硬膜外血肿。观察下肢肌力活动度情况及肛周皮肤感觉,有否便意。马尾区手术后容易出现大便干结,必要时灌肠处理。

(4)椎管内肿瘤术后 6~8 小时不能排尿的患者给予导尿并保留,3 天后需继续保存的,应定时冲洗,按保存导尿常规护理。

(5)麻醉未清醒时应禁食,清醒后 6 小时加强营养,可给予高蛋白质、高热量、高维生素及粗纤维的饮食,以利于肠蠕动,保持大便通畅。

温馨提示

在患者生活自理能力下降期间应做好生活护理,观察有无其他并发症,及时治疗。

26 **术后生活有哪些注意事项?**

(1)注意保护脊柱的稳定性。脊柱的稳定性对于人体正常活动十分重要。手术中为了切除脊柱中央的肿瘤,不可避免地必须切除部分脊柱椎体的骨质,如果术后不注意保护脊柱,轻者可能导致脊柱关节移位、畸形,重者可能造成脊髓神经功能障碍(如肢体麻木、瘫痪、二便障碍等),因此术后必须注意保护手术中受到损伤的脊柱。

● 避免剧烈运动。尤其是术后 3~6 个月内,不宜剧烈大幅度的扭转身体脊柱(如大幅度的前屈、后仰、侧弯)。

● 颈椎手术的患者,术后 3 个月内可以佩戴颈托,腰椎手术的患者可以佩戴腰托。

(2)注意早期促进脊髓功能的恢复。

● 术后必须加强功能锻炼。一般而言,功能锻炼对术后神经功能的恢复起着非常关键的作用。功能锻炼分为主动功能锻炼和被动功能锻炼。主动功能锻炼是指患者神经功能障碍部分而非完全受损时,应用自身的力量进行功能锻炼。当神经功能完全受损时,只能依靠他人或仪器进行被动功能锻炼。主动和被动功能锻炼通常混合采用。一般而言,主动功能锻炼的效果要好于被动功能锻炼。

● 对于术后脊髓功能障碍较严重者,建议到康复科接受康复治疗,康复科不但可以提供一些有益的康复技巧,还能提供一些有价值的康复设施;不严重者适当进行康复锻炼,适当安排患者做一些力所能及的家务。

● 条件许可者,早期进行高压氧舱治疗,对神经功能的回复有一定帮助。

(3)神经功能的回复一般需要较长时间。功能锻炼常常需要以月计,因而必须坚持不懈,树立信心,决不轻言放弃。

27 **脊柱术后如何锻炼？**

鉴于脊柱术后康复锻炼种类较多,且实际执行上难易程度差距较大,建议患者在锻炼时尽量从基础的活动循序渐进到进阶活动,在不引起患处酸痛不适的前提之下,尽可能每日都能训练 1~2 次,配合适当的护具,电、热疗,可获得较安全、明显的恢复。

术后第 1 周

● 在不引起伤口疼痛的范围下进行四肢关节的主动或部分协助关节活动运动,主要活动肌群等长收缩活动。对于进行颈椎手术的肩关节及腰椎手术的髋关节,其活动角度避免过大。

● 术后 4~5 日后可适度进行电、热疗。

● 颈椎手术患者 3 日、腰椎手术患者 7 日后,在正常恢复的情况下可适时鼓励患者先坐起于床缘,而后逐渐进展到站立、进行部分日常生活活动。

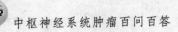

术后2~4周(基础活动)

- 仰卧式(一)。双手平放身体两侧,手心向上。双脚尖朝上,双膝、双脚跟向地面压。夹臀、缩下巴,头后伸压向地面,维持5~10秒,放松。放松顺序:头→下巴→臀→双膝→双脚跟→双上肢。

- 仰卧式(二)。双手平放身体两侧,手心向上。双脚尖朝上,双膝、双脚跟压向地面。夹臀、缩下巴,头后伸压向地面。抬起左腿使髋部、膝部各呈90度,右腿仍维持原状态压向地面。抬起头及右上肢,右手触摸左膝部,手腿相互较劲但肢体都不动,维持5~10秒后回位,放松。放松顺序:头→上肢→放左腿→臀部→右膝→右脚跟。换方向。

- 四点趴式。四点趴姿。背与颈、头部与地面呈水平。双手掌、双膝、双脚尖往地面压。双上肢、下肢在不产生活动的前提下相互靠近,维持5~10秒。放松。

- 立姿式。立姿弓箭步。双下肢用力往地下踩。双肘伸直,在不产生活动的前提下推墙,放松。换方向。

术后1~3个月(进阶活动)

- 仰卧式(一)。双手平放身体两侧,手心向上。双膝弯曲,脚板平放地面,双膝打开与肩同宽。夹臀、缩下巴,手臂用力往地面压,头后伸压向地面,将臀部抬起,使髋部伸直,维持5~10秒,放松。

- 仰卧式(二)。双手平放身体两侧,手心向上。双膝弯曲,脚板平放地面,双膝打开与肩同宽。夹臀、缩下巴,手臂用力往地面压,头后伸压向地面,将臀部抬起,使髋部伸直,将双上肢缓慢升起到与身体平行,维持5~10秒,放松。

- 仰卧式(三)。双手平放身体两侧,手心向上。双膝弯曲,脚板平放地面,双膝打开与肩同宽。双脚尖朝上,双脚跟向地面压。夹臀,缩下巴,手臂用力往地面压,头后伸压向地面,将臀部抬起,使髋部伸直,将一脚伸直,维持5~10秒,再换另一只脚,放松。

- 立姿式(太极式)。弓箭步,双上肢外旋,前跨侧上肢在下,另一侧上肢在上。双下肢用力往下踩,双上肢在没活动的前提下往外侧用力,放松,换方向。

- 术后3~6个月。可正常进行日常生活活动,鼓励多进行有氧运动如游泳、步行、太极拳等,必须注意姿势的矫正,定期门诊复诊。

饮食、居家护理和康复训练参见46~53页。